ANTIAGING
Beleza e juventude em qualquer idade

Os dados apresentados neste livro possuem caráter meramente informativo. As técnicas e os procedimentos aqui contidos não substituem o tratamento médico convencional. Qualquer decisão de utilizar as práticas aqui apontadas é de inteira responsabilidade do leitor.

Prof. Dr. MD MS
ALEXANDRE DE SOUZA
Cirurgião plástico e membro da Academia Americana de Medicina Antiaging

ANTIAGING
Beleza e juventude em qualquer idade

Os segredos da longevidade, da saúde e do bem-estar

São Paulo
2010

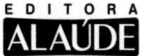

Copyright © 2010 Alexandre de Souza
Todos os direitos reservados. Nenhuma parte deste livro poderá ser reproduzida, de forma alguma, sem a permissão formal por escrito da editora e do autor, exceto as citações incorporadas em artigos de crítica ou resenhas.

1ª edição em março de 2010 – Impresso no Brasil

Diretor-geral: Antonio Cestaro
Gerente editorial: Alessandra J. Gelman Ruiz
Editora executiva: Ibraíma Dafonte Tavares
Editor de arte: Walter Cesar Godoy
Editor-assistente de arte: Rodrigo Azevedo Frazão

Revisão: Viviane Rodrigues Zeppelini e Shirley Gomes

Impressão e acabamento: Ipsis Gráfica e Editora S/A

Dados Internacionais de Catalogação na Publicação (CIP)
(Câmara Brasileira do Livro, SP, Brasil)

Souza, Alexandre de
    Antiaging : beleza e juventude em qualquer idade : os segredos da longevidade, da saúde e do bem-estar / Alexandre de Souza. -- São Paulo : Alaúde Editorial, 2010.

    1. Beleza 2. Cirurgia plástica - Obras de divulgação 3. Estética 4. Medicina 5. Rejuvenescimento 6. Saúde I. Título.

10-00215
                                            CDD-617.95
                                            NLM-WO 600

Índices para catálogo sistemático:
1. Medicina estética : Cirurgia plástica : Medicina 617.95

ISBN 978-85-7881-031-3

© Todos os direitos desta edição são reservados à
Alaúde Editorial Ltda.
Rua Hildebrando Thomaz de Carvalho, 60
CEP 04012-120 – São Paulo – SP – Brasil
Fone: (11) 5572-9474 / 5579-6757
www.alaude.com.br
alaude@alaude.com.br

Agradecimentos

Não é possível agradecer aqui a todos os que me ajudaram nesta jornada, mas tenho uma memória muito viva da dona Eva, minha professora do ensino médio, que me ensinou a interpretar textos, e do doutor Sergio Moreira da Costa, cirurgião plástico, que foi professor e amigo durante toda a minha formação cirúrgica. Meus respeitos também ao professor Fausto, que me abriu os olhos para a pesquisa médica. A lista é enorme, e não seria possível mencionar todos os que, de uma maneira ou de outra, ajudaram nesta longa e deliciosa viagem.

Sumário

Prefácio 9

Apresentação 11

Introdução – Procurando a beleza e encontrando a saúde 15

Capítulo 1 – O que é beleza? 23

Capítulo 2 – A saúde é o caminho para a beleza 39

Capítulo 3 – Exercícios para o corpo e para a mente 55

Capítulo 4 – Juventude, envelhecimento e longevidade 63

Capítulo 5 – Frente a frente com sua face 71

Capítulo 6 – Verdades e mentiras sobre os cosméticos 81

Capítulo 7 – Beleza, sol e bronzeamento 101

Capítulo 8 – Rejuvenescer o rosto sem cirurgia 117

Capítulo 9 – Deixando o corpo jovem 147

Capítulo 10 – Prepare-se para o futuro 173

Referências bibliográficas 187

Prefácio

"Uma bela árvore é uma árvore saudável; um belo animal é um animal saudável." Dessa maneira simples o doutor Alexandre de Souza sintetiza o conceito que norteia este livro e todo o trabalho que desenvolve em sua clínica, na cidade de Charleston, nos Estados Unidos: saúde e beleza são e devem ser tratadas como uma coisa só.

Amparado em sólidos conhecimentos técnicos e científicos, ele mostra tudo o que a medicina antiaging – a medicina do século XXI – já é capaz de proporcionar às pessoas em termos de qualidade de vida e manutenção da juventude, ressaltando sempre que empenho e disciplina são elementos fundamentais desse processo.

O capítulo 1 procura definir o que o senso comum entende por beleza, detalhando seus três aspectos principais: como nos vemos, como nos veem e como somos de fato. Por que indivíduos considerados bonitos se acham feios? Por que algumas pessoas detestam se ver em fotografias?

A saúde como caminho para a beleza é discutida no capítulo 2. Conheça a dieta paleolítica e os cinco aspectos de uma alimentação saudável, e descubra a importância da respiração para conservar uma boa aparência.

Nos capítulos 3 e 4 o doutor Alexandre de Souza explica a função de uma boa noite de sono e convida o leitor a se desligar do ritmo estressante imposto pela vida moderna e a buscar meios de aquietar a mente. A mente tranquila resulta em um corpo forte, e um organismo fortalecido enfrenta muito melhor o inescapável processo de envelhecimento.

A saúde e a beleza da pele do rosto são tema dos capítulos 5, 6, 7 e 8. Aqui são apresentados os mitos e as verdades sobre os cosméticos e os métodos de bronzeamento. Descubra qual é o seu tipo de pele e veja quais são os perigos da exposição ao sol. Aqueles que desejam prolongar ao máximo o aspecto jovem encontrarão nestas páginas os mais modernos procedimentos cosmético-cirúrgicos, que garantem resultados excelentes com um mínimo de intervenção: Invisilift, peeling, preenchimento de rugas, injeções de colágeno, bioplastia, dermabrasão, laser, clareamento e muito mais.

O capítulo 9 trata do rejuvenescimento corporal e mostra as melhores soluções para cada problema – das manchas ao excesso de pelos, passando pela gordura localizada e pelas varizes –, além de apresentar o med-spa, um novo recurso de saúde que combina medicina preventiva e cirurgia plástica.

Por fim, no capítulo 10, encontram-se os conceitos do que o autor chama de saúde otimizada, que abrange os aspectos do bem-estar, do equilíbrio hormonal e da estética. Além disso, ensina os sete passos para envelhecer sem ficar velho, ou seja, para viver mais e melhor, com o espírito e o corpo sempre jovens.

Apresentação

Quando eu era criança, em Minas Gerais, não era claro para mim o que eu queria fazer quando crescesse. O que estava claro para mim, no entanto, era que eu tinha loucura por esportes e que era extremamente curioso, quase a ponto de poderem me considerar um cientista mirim. Mesmo antes de começar na escola, eu era muito inquisitivo. Comecei praticando futebol, judô e vários esportes aquáticos ainda menino. Enquanto jogava futebol, aprendi logo sobre a abordagem coletiva: ninguém ganha sem o conjunto. Com o judô, aprendi que persistência e disciplina são cruciais para determinar a maneira como se leva a vida. Ainda no tempo de criança, alguns programas de televisão, como *Túnel do Tempo*, *Jornada nas Estrelas* e *Doutor Kildare*, tiveram um enorme impacto em minha vida. Fui cativado pela série *Doutor Kildare*, exibida nos anos 1960, sobre um jovem médico interno em um grande hospital metropolitano que procurava aprender sua profissão lidando com problemas dos pacientes enquanto ganhava o respeito dos médicos mais velhos.

Tenho convicção de que minhas experiências nos esportes, assim como minha natural curiosidade científica, conduziram-me do colégio até a medicina. Como tive a felicidade de ingressar no curso de medicina muito cedo, com 17 anos, fui o mais novo formando da Faculdade de Ciências Médicas de Minas Gerais na época. Tive, portanto, tempo para fazer residência médica e mais tarde tentar um programa de especialização no exterior. Também pude aproveitar uma oportunidade de ir para a Universidade do Alabama, nos Estados Unidos. Não é que o Brasil não tivesse boa medicina; simplesmente os Estados Unidos pareciam ter uma magia especial, que combinava sistemas bem organizados, alta tecnologia e desejo de avanço científico.

Foi justamente durante os plantões de meu terceiro ano na escola de medicina que eu me apaixonei pela cirurgia plástica. Nunca me esquecerei do dia em que vi como os médicos transformaram miraculosamente a aparência de uma jovem que havia sido gravemente queimada. Fiquei fascinado ao perceber como a cirurgia plástica podia mudar a vida das pessoas de modo tão amplo. A diversidade dessa modalidade simplesmente me encantou. Ela me parecia um dos poucos setores médicos que ofereciam um conjunto de oportunidades para tratar crianças, idosos, homens e mulheres. Que outro campo da medicina poderia permitir que eu tratasse de pacientes com câncer, vítimas de queimaduras e também restituísse aos pacientes sua juventude e beleza?

A ciência sempre foi uma parte importante de minha vida, especialmente na escola de medicina, onde desenvolvi uma variedade de projetos. Comecei uma revista médica para estudantes de medicina no Brasil. Foi a primeira vez que estudantes de medicina brasileiros produziram uma revista. Além disso, combinei meu amor pela ciência com meu amor pelo mundo do texto escrito e publiquei diversos trabalhos, assim como alguns livros. Minha curiosidade a respeito da vida, da nutrição e da beleza levou-me a escrever um livro sobre o fígado, no qual desenvolvi várias teorias a respeito da fisiologia da ressaca, de lesões cutâneas ou manchas hepáticas. Essas experiências anteriores me permitiram desenvolver um forte conceito de que beleza e saúde andam sempre juntas.

Sempre tive uma abordagem muito romântica da medicina. Em uma dessas promessas platônicas, decidi que queria conhecer todos os "livros" considerados clássicos da medicina e da cirurgia plástica, queria conhecer os cirurgiões por trás desses livros maravilhosos. Assim, parti em busca da aventura científica. Em um arroubo de profissional jovem, decidi mudar-me para os Estados Unidos para continuar minhas pesquisas sobre saúde e beleza, ampliar meu treinamento médico e, finalmente, conhecer as pessoas que fizeram a história da cirurgia plástica. Eu já era um cirurgião plástico completo, aprovado pelo Conselho Regional de Medicina e bem estabelecido no Brasil quando participei de um programa de bolsas de estudo na Universidade do Alabama, em Birmingham. Entre os muitos cirurgiões plásticos brilhantes que se tornaram meus modelos e mentores estavam os doutores Louis Vasconez e Jorge Psillakis. Eles instilaram em mim um enorme entusiasmo por desenvolver procedimentos não invasivos, que deixassem o paciente mais confortável e exigissem um tempo mínimo de internação, sendo menos traumáticos e mais acessíveis a qualquer pessoa.

Sem querer cair em velhos jargões, não posso deixar de falar da diferença que podem fazer 25 anos na vida de uma pessoa. Parece que foi ontem que eu raspei a cabeça por ter passado no vestibular de medicina. Que emoção! Que momento na vida de um jovem de 17 anos! Às vezes, acho essa idade até cedo demais para se definir o destino profissional de alguém. Mas, de qualquer maneira, lá se vão 25 anos de muito estudo e trabalho. Tenho de admitir que aprendi tanto com meus pacientes quanto com os livros, e é até difícil saber quem vem primeiro, pois muito se aprende em medicina com os pacientes, com seus problemas e suas queixas.

Na verdade, devo concordar com o grande professor Vasconez, chefe do serviço de cirurgia plástica da Universidade do Alabama, nos Estados Unidos, que dizia aos pacientes que era um prazer e, acima de tudo, uma honra ter sido escolhido por eles. Na época, achava um exagero tal elogio, mas admito que é uma grande verdade. É uma honra poder fazer parte da intimidade de uma pessoa, conhecer problemas e queixas que são puro segredo. No processo de transformar essa pessoa, transformamos a nós mesmos. De maneira interativa e mágica, médico e paciente ganham e evoluem.

Introdução

"Seu corpo é um templo, mas somente se você tratá-lo como tal."
Astrid Alauda

Procurando a beleza e encontrando a saúde

No século XX, especialmente na década de 1960, a medicina experimentou um crescimento e um progresso como nunca antes aconteceu na história da humanidade. Atualmente, a cada cinco anos o conhecimento médico dobra. Podemos nos considerar realmente privilegiados por viver no século XXI, que será talvez o mais fantástico de toda a história humana no que tange ao conhecimento do corpo, das doenças que nos aflingem, do devastador processo do envelhecimento e das curas. Nunca se conheceu tanto, nunca houve tantas possibilidades de sentir-se bem, de ter uma aparência melhor e de viver mais! Especialmente no caso da cirurgia plástica e da medicina antiaging (antienvelhecimento), vivemos um ótimo momento, e, embora o melhor ainda esteja por vir, já nos encontramos em uma posição excelente para melhor cuidar da saúde e da beleza. Porém, como sempre, devemos tomar cuidado com os exageros!

Escrevi este livro porque cada vez mais uma constatação se consolida nos horizontes da ciência médica: saúde e beleza são e devem ser tratadas como uma coisa só. Passei os últimos 20 anos procurando uma maneira de produzir nas pessoas uma aparência mais jovem e bela, com a menor interferência possível. Para minha surpresa, verifiquei que um mesmo procedimento, realizado com sucesso em duas pessoas diferentes, produzia dois resultados diferentes. Aí me perguntava: Por que os pacientes não reagem da mesma maneira? Por que os resultados em um paciente são muito superiores aos obtidos em outro? E por que alguns pacientes não ficam satisfeitos, embora a técnica seja a mesma? Comecei a compreender que não é possível ser bonito sem ser saudável. Fiquei realmente surpreso ao encontrar a beleza na saúde. O que me surpreendeu ainda mais foi aprender por que a beleza havia sido separada da saúde, uma vez que são realmente uma coisa só.

Para onde quer que você olhe na natureza, beleza e saúde estão juntas. Por exemplo: uma bela árvore é uma árvore saudável; um belo animal é um animal saudável; água cristalina é água saudável. Definitivamente, existe um relacionamento intrínseco entre beleza e saúde em toda a natureza que não pode ser separado. Infelizmente, no caso dos seres humanos, beleza e saúde foram separadas. Isso aconteceu por causa da mídia e da indústria cosmética. É por isso que há uma separação entre resultados e satisfação com os procedimentos da cirurgia plástica. Se o médico não aproximar a beleza da saúde enquanto trata um paciente, bons resultados não serão obtidos.

O grande segredo para manter a saúde e a beleza é o conhecimento. Ter o conhecimento de si mesmo e dos tratamentos disponíveis faz uma enorme diferença. Devemos lidar com saúde e doença mais ou menos como lidamos com dinheiro. Veja que, nas questões financeiras, às vezes agimos com muito mais inteligência. Considere, por exemplo, o conceito de gerenciamento do dinheiro. Esse é um conceito complexo, mas que todos entendem muito bem, não é mesmo? Não interessa quanto dinheiro você tem, ou em que fase da vida você está, se você é um jovem profissional, um empresário às vésperas da aposentadoria ou um funcionário público. Não importam as circunstâncias, todos têm a mesma necessidade: gerenciar e otimizar o potencial de seu dinheiro. Eu conheço muita gente que não é rica, mas vive uma vida muito boa, tem um apartamento modesto mas bom, tem um carrinho velho mas tem, faz uma viagem com a família todo ano e ainda tem uma reserva na poupança para emergências. Por outro lado, conheço milionários que estão endividados e sob grande estresse financeiro. Tudo é questão de gerenciamento. O banco guarda seu dinheiro, mas não o orienta sobre o que fazer, quais são as decisões financeiras boas ou ruins; essas são prerrogativas suas e somente de sua responsabilidade, e você não pode fugir delas sem pagar um preço enorme.

A maioria das pessoas com quem converso entende muito bem esse conceito, sem dicussão. Mas o que mais me intriga é que, apesar de o processo ser exatamente o mesmo, elas não entendem a questão do gerenciamento da saúde! Nunca entendi por que a grande maioria das pessoas evita assumir a responsabilidade sobre sua saúde. Nós não vamos ao banco reclamar com o gerente porque não temos dinheiro suficiente em caixa ou porque gastamos mais do que podíamos no Natal. Entendeu aonde quero chegar? A saúde e a beleza devem ser tratadas exatamente da mesma maneira. Sem um bom gerenciamento, você vai ter problemas, e, se não se cuidar, vai pagar um preço bem maior do que simplesmente o financeiro. Você vai pagar com a vida. Assim, é necessário ter em mente alguns conceitos que são os mesmos da questão financeira.

Todos querem ter dinheiro até o fim da vida. Seria desastroso ficar velho sem ter uma renda para se manter. O mesmo acontece com a saúde. Pode parecer estranho, mas temos de tentar ter saúde até o momento mais próximo da morte. Um colega meu sempre dizia, em tom irônico, que seria um desperdício morrer com saúde. Demorei muito a entender o que ele queria dizer. Faz uma enorme diferença passar os últimos 30 anos da vida em um asilo ou em um hospital, ou permanecer lúcido e sem sofrimento até os últimos dias de vida. Outro conceito importante é: você é o responsável por sua saúde, e não o seu médico! É como a história do gerente do banco. Os médicos são muito bons para tratar doenças, mas a responsabilidade de manter a saúde é totalmente sua!

O mais sério é que existe uma grande confusão em relação à saúde e à doença. Mais uma vez, podemos visitar conceitos de economia. O fato de não termos dívidas não significa que temos dinheiro de sobra. A mesma coisa ocorre, talvez até com maior frequência, com a saúde. O fato de não estarmos doentes não quer dizer que estamos com saúde. Existe um enorme espaço entre doença e saúde. Infelizmente, devo admitir que, apesar de a maioria das pessoas não estar doente, grande parte delas também não está saudável. A maioria das pessoas está em uma zona perigosíssima entre a saúde e a doença. Isso porque muitos dos problemas sérios de saúde são silenciosos, e os sinais e sintomas só aparecem, muitas vezes, tarde demais.

A medicina caminha para o conceito de *saúde otimizada* (em inglês, *optimal health*). Ele traduz o que acredito ser a medicina do século XXI. Hoje, não só a medicina está mais avançada, mas as pessoas estão mais exigentes. Simplesmente ter saúde, embora seja algo excelente, não é suficiente. As pessoas querem ter saúde e ter boa aparência. Envelhecer incomoda, e elas querem manter a face e o corpo jovens e belos. Se isso por si só já não fosse uma missão quase impossível, as pessoas ainda querem ter saúde e boa aparência, parecer mais jovens, e, além disso tudo, elas querem viver o máximo possível. Que missão! Bem, não quero assustar ninguém, e nem desencorajar. Minha intenção é deixar bem claro que esse é um processo difícil, longo e que requer muita disciplina e dedicação. Mas a boa notícia é que, se há alguma época boa para se fazer e conseguir isso, essa época é agora.

Em uma recente conversa com o doutor Paul Tai, presidente do Optimal Health Institute, em Michigan, Estados Unidos, tive a oportunidade de conhecer melhor todo o processo de *optimal health*, ou saúde otimizada. No conceito do doutor Tai, a medicina moderna não admite somente o descobrimento e o tratamento de doenças, o que, embora seja essencial, não é (e não pode ser) tudo. A medicina atual também não se limita à prevenção, pois só tratamento e prevenção não são suficientes para garantir a saúde e a beleza máximas e otimizadas, das quais ele tanto fala. O doutor Tai insiste que o conceito novo é a manutenção e o gerenciamento da saúde. Para isso, os pacientes precisam tomar a frente e assumir a responsabilidade desse longo e custoso processo. Como tudo o que é difícil e trabalhoso, esse processo é, no entanto, muito gratificante. Esse conceito não é só fantástico para os pacientes, mas, pelo sucesso da organização do doutor Tai, é muitíssimo atraente também para os médicos, que, acostumados simplesmente a tratar doenças, terão de encontrar uma maneira mais interativa de trabalhar com seus pacientes e ajudá-los na complexa função de manter a saúde e a beleza.

Durante minha conversa com o doutor Tai, tomei conhecimento de uma especialidade nova na medicina, chamada *medicina antiaging*, ou *antienvelhecimento*. Esse conceito é totalmente novo. É bem diferente dos preceitos da atual medicina preventiva, e não é nem geriatria e nem gerontologia, que, embora muito importantes, não são tão abrangentes. A medicina antiaging teve seu início no começo da década de 1990, com pouco mais de uma dúzia de médicos interessados em manter a saúde, a beleza e a juventude pelo maior tempo possível. Em pouco mais de uma década, já conta com mais de 17 mil médicos atuantes só nos Estados Unidos e mais de 500 mil profissionais engajados em 105 países, e o grupo segue crescendo.

A chamada Academia Americana de Medicina Antiaging, ou simplesmente A4M, apresenta a mais moderna e arrojada abordagem de saúde e beleza, e vem ao encontro do desejo do paciente moderno, que quer se sentir bem, ter uma aparência melhor e viver o máximo possível. O doutor Tai está trazendo a A4M para o Brasil, e, quando você estiver lendo este livro, talvez os tratamentos e programas da A4M e do Optimal Health Institute já estejam disponíveis no país. Isso é simplesmente sensacional! Milhares de médicos de várias especialidades têm se afiliado à A4M, resultando em grandes benefícios para suas práticas médicas e em mudanças profundas na vida de seus pacientes.

De qualquer maneira, ficar velho não é doença e nem crime. Ninguém precisa se sentir punido pela idade. Não viva do passado, pois só o presente pode e deve ser vivido intensamente. Por isso, também não fique esperando o futuro. Aprender a envelhecer talvez seja melhor que tentar rejuvenescer, mas não há nada de errado em tentar tirar o melhor proveito possível desta vida e deste corpo. Sem muito drama, sem culpa e nem desculpa, vamos à luta! Seja também razoável com suas ambições. Muito pode ser feito, mas aceite algumas coisas que não podem, pelo menos por enquanto; caso contrário, você só acrescentará estresse e ansiedade ao seu próprio processo natural de envelhecimento.

Médicos das mais variadas especialidades têm se beneficiado dos conceitos da medicina antiaging, e não poderia ser diferente com a cirurgia plástica. Nós, cirurgiões plásticos, estamos convencidos de que não é possível ter beleza e juventude sem ter saúde. Eu também me apaixonei pelo conceito do doutor Tai e da A4M como um todo, e me tornei o primeiro cirurgião plástico brasileiro certificado em medicina antiaging e diplomado pela A4M. É uma grande honra para mim trabalhar com esse grupo de vanguarda. Porém, a grande vantagem é, sem dúvida, para meus pacientes, que agora se beneficiam não só do meu trabalho em cirurgia plástica, mas de todo esse processo sensacional que é a beleza e a saúde otimizadas, máximas e integrais. Eu sempre digo que envelhecer é inevitável, mas ficar velho e doente não é!

As principais perguntas que muitas pessoas fazem hoje são: Será possível conseguir a juventude de volta e parecer bonito sem cirurgia? É possível fazer um rejuvenescimento facial sem cirurgia? Não é segredo que as pessoas querem parecer bem. Afinal, há um mundo muito competitivo por aí. Parecer bem não é apenas o desejo de determinado povo ou sociedade; é um desejo geral. Tanto quanto possível, todo mundo quer parecer mais jovem e melhor. Naturalmente, a mídia não ajuda muito quando exibe situações irreais, em que as pessoas precisam parecer ótimas o tempo todo.

Se perguntarmos a dez pessoas se elas gostariam de parecer mais jovens e atraentes, muito provavelmente todas elas responderão que sim. No entanto, se perguntarmos a essas mesmas pessoas se elas gostariam de ser colocadas para dormir a fim de se submeter a uma grande cirurgia para parecer mais jovens e depois passar de quatro a seis semanas em recuperação, é muito provável que elas digam que não! E isso ou porque não podem dispor desse tempo ou porque preferem não encarar uma abordagem tão radical apenas para parecer bem. Mas, se perguntarmos a essas mesmas pessoas se elas gostariam de parecer mais jovens e atraentes sem cirurgia e sem interromper suas atividades habituais, apenas submetendo-se a vários pequenos procedimentos, aposto que elas dirão que sim! Até há pouco, essa proposta seria problemática, porque não haviam sido desenvolvidos procedimentos ou tratamentos que pudessem realizá-la.

É claro que as pessoas desejam ter um rosto que pareça jovem e um corpo saudável. Hoje temos ao alcance das mãos uma variedade de procedimentos não invasivos que podem ajudar. De fato, mais procedimentos não invasivos foram desenvolvidos nos últimos quatro anos do que nos últimos 4 mil anos da história da medicina. O progresso e a velocidade com que as coisas aparecem no mercado são absolutamente espantosos. Felizmente, nós, médicos, agora somos capazes de fazer uma porção de coisas pela aparência e pela saúde. Aspectos como dieta, nutrição, equilíbrio hormonal, hidratação, saúde cerebral e exercícios desempenham papel importante na maximização da beleza. Além disso, procedimentos como cirurgia dos seios, barriga, lipoaspiração, cirurgia das coxas, tratamento dos braços e cuidados com a pele do rosto e do corpo são um tremendo auxílio para conseguir aquilo que estávamos procurando, que é uma aparência boa e jovem do corpo e da face.

Espero que você aproveite as valiosas lições apresentadas aqui para manter a saúde e trazer de volta a juventude e a beleza. O objetivo é parecer mais jovem, sentir-se mais forte e viver mais. Na viagem ao longo deste livro, você terá uma fotografia do passado, verá a energia do presente e terá uma amostra do que o futuro guarda para todos nós. Desejo que você possa desfrutar desse imenso mundo novo da medicina, que visa trazer saúde otimizada. Minha intenção é que, ao terminar de ler este livro, os leitores estejam tecnicamente mais jovens e mais belos do que quando começaram.

Capítulo 1

O que é beleza?

*"Os homens sempre amam o que é bom ou o que acham bom;
é julgando o que é bom que eles erram."*
Rousseau

O que é beleza? O que é beleza facial? Definir a beleza é uma tarefa complicada. Os cientistas, os filósofos e os médicos tentam dar uma definição de beleza há séculos, quase sempre sem sucesso. Se olharmos no dicionário, podemos encontrar uma definição mais ou menos assim: "Beleza é uma qualidade em uma pessoa ou coisa que dá prazer aos sentidos ou que apresenta resultados prazerosos para a mente ou para o espírito".

Não ajuda muito, não é? A dúvida permanece: o que é beleza? Deveria haver uma definição que permitisse que pessoas das mais diferentes idades e grupos étnicos, em qualquer lugar do mundo, pudessem discernir qual rosto é atraente e qual não é. Pesquisas nesse campo apresentam várias teorias que mostram por que consideramos algumas fisionomias mais bonitas que outras.

De qualquer maneira, o desejo de beleza não é nenhuma novidade. É um desejo de toda a humanidade. Ninguém questiona isso. O que se questiona é o que é a beleza em si. Embora uma estrutura física equilibrada e adequada seja um requisito importante para haver beleza, um corpo bem definido não significa beleza. Alguns dos padrões de beleza dos dias atuais não estão relacionados à perfeição anatômica. Não é difícil ver pessoas, como atores famosos de cinema e de TV, que não apresentam o que chamamos de anatomia perfeita se analisarmos sua estrutura corporal. Às vezes, não são simétricos, outras vezes seu rosto mostra irregularidades que estão longe de se encaixar em padrões normais, e existem até mesmo deformações tão singulares que transmitem um efeito interessante. As assimetrias são os grandes trunfos do belo. Embora busquemos a simetria, ela não é possível e, às vezes, nem desejável. Portanto, a beleza não está apenas na estrutura corporal.

Nos anos 1800, o antropólogo britânico Sir Francis Galton e o psicólogo norte-americano George Stoddard realizaram uma pesquisa muito interessante. Eles fizeram algumas fotos de diversas pessoas e recortaram-nas ao meio, dividindo o corpo em lado esquerdo e direito. A seguir, fizeram composições com essas fotografias, juntando dois lados direitos ou dois lados esquerdos da mesma pessoa (revelando a foto "rebatida" para o outro lado), para montar novas imagens. Essas combinações se mostraram bem diferentes e, por vezes, melhores que a versão original, o que prova que nossos lados direito e esquerdo não são simétricos. Eles fizeram também a experiência com pinturas de retratos, que foram fotografados. Esse estudo demonstrou que as montagens fotográficas apresentavam aparência melhor que a da pintura original, o que sugere que preferimos um rosto mais comum a algo incomum. Parece que a beleza está não apenas no olho do observador, mas também no "olho" da beleza e, assim, na própria beleza. Vou explicar melhor.

Os três aspectos da beleza

Existem evidências que comprovam que a percepção da beleza é resultado não apenas de um aspecto, mas de pelo menos três diferentes aspectos. Muitos estudos irão questionar o consenso que diz que a beleza está nos olhos do observador. Provavelmente *não* está. Segundo esses estudos, existem três aspectos da composição da beleza facial:

- Como nós nos vemos.
- Como as outras pessoas nos veem.
- Como somos de fato.

É inquietante perceber que algumas pessoas bem conhecidas pela beleza de seu rosto não se enxerguem como bonitas. Estão sempre insatisfeitas com a aparência. É bastante comum encontrar uma pessoa que todos acham bonita, mas que não se vê como tal. Pacientes desse tipo são um problema em um procedimento de rejuvenescimento facial. Muitas vezes procuram um cirurgião plástico ou a medicina estética para melhorar a aparência e nunca se satisfazem com o resultado, mesmo que seja tecnicamente muito bom. Por que essas pessoas não se acham bonitas? Por que não se veem como bonitas se todo mundo as vê assim? O que faz com que elas se sintam pouco atraentes ou até feias, mesmo sendo admiradas?

O que acontece é que o simples fato de nos olharmos em um espelho ou em uma fotografia não significa que veremos o que realmente está na imagem. A percepção da própria imagem é bastante complexa e envolve conexões profundas com experiências passadas; a carga emocional é tão intensa que transforma essa percepção. Não há nada mais importante e mais significativo para nós que nossa própria imagem. Há uma carga imensa de informação e experiências concentradas nessa imagem. Portanto, mesmo que ela seja bonita para os padrões sociais de beleza, talvez para a própria pessoa essa imagem não seja ideal. Essa pessoa geralmente não se vê bela como o público a vê e muitas vezes não gosta de tirar ou ver fotos de si mesma. Isso pode ser um grande problema para o cirurgião plástico, e essas pessoas em geral não ficam satisfeitas com o resultado dos tratamentos estéticos pelo mesmo motivo. Nesse caso, a beleza está realmente na mente de quem se vê.

O segundo aspecto é como as outras pessoas nos veem. Esse caso é mais objetivo que o primeiro. As pessoas nos veem de uma maneira bem mais objetiva do que nós mesmos. Porém, há de se considerar um aspecto cultural muito importante, pois as pessoas usam padrões de beleza para fazer comparações e classificar nossa imagem. Assim, em diferentes culturas e em diferentes épocas, esses padrões sofreram mudanças muito marcantes. Com isso, nossa beleza e aparência podem ser mais ou menos apreciadas. Um exemplo importante é a questão do padrão de beleza corporal da mulher do começo do século XX e a do começo do século XXI. Hoje o padrão é consideravelmente mais magro e bem mais atlético, ao contrário de um padrão que aceitava um pouco mais de gorduras, curvas acentuadas e músculos pouco definidos no corpo feminino. Talvez hoje Marilyn Monroe não conseguisse ser modelo da Victoria's Secret. Esse aspecto deve ser sempre levado em conta quando se considera a beleza e a aparência de alguém.

Há, finalmente, o terceiro aspecto. É claro que a face, com sua estrutura óssea, inúmeros músculos, olhos de cores diferentes, assim como o corpo, com um rico relevo e contorno, formam a base real de nossa aparência, e algumas pessoas são realmente belas e têm um equilíbrio privilegiado. Esse seria o aspecto mais objetivo da aparência. Porém, em todos os casos, a percepção

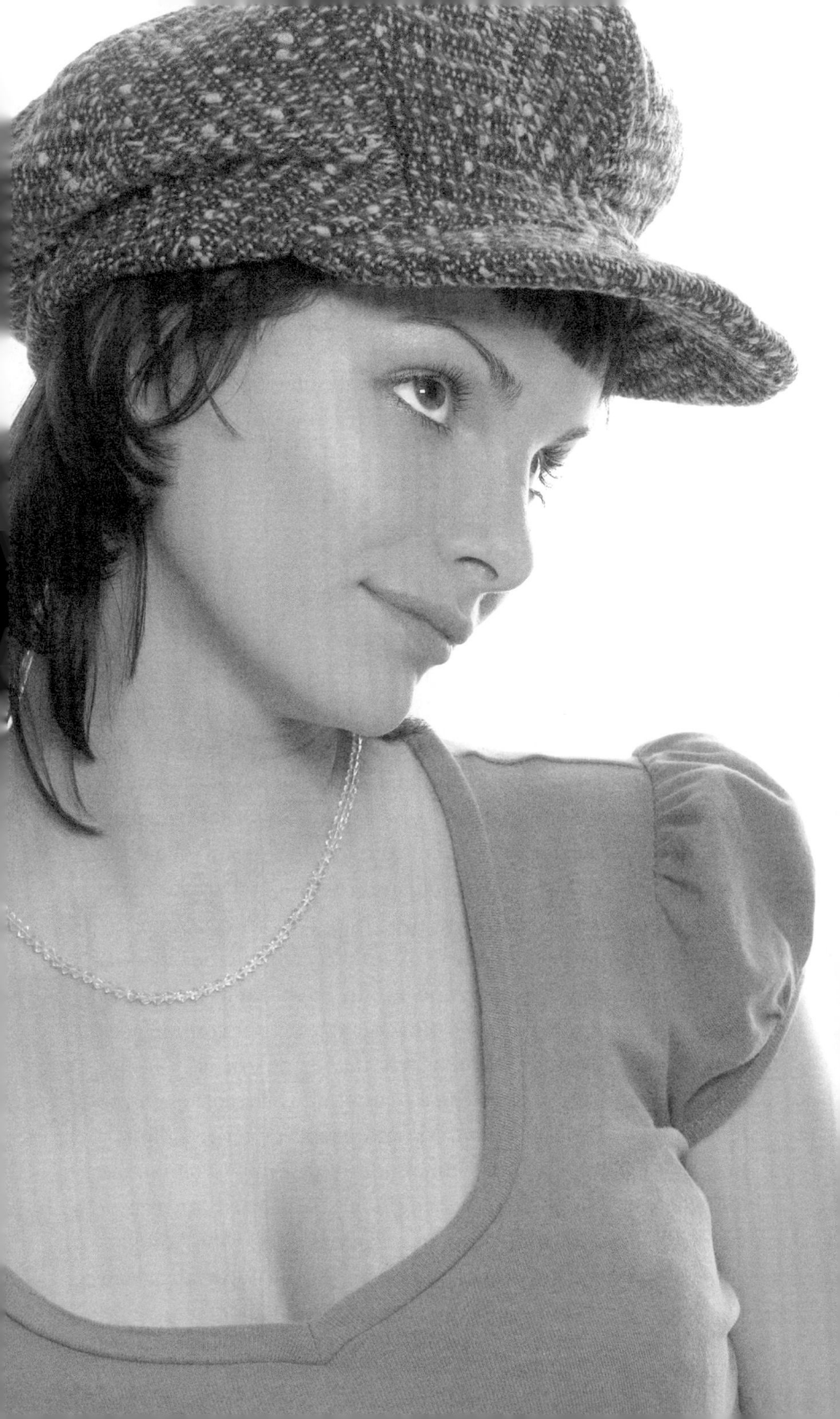

da própria aparência vem de uma mistura entre esses três aspectos. Quanto mais equilibrada for essa mistura, mais confortável a pessoa estará com sua aparência. Mas a complexidade desse processo é suficiente para poder afirmar que a beleza não está nos olhos de quem vê! As três perspectivas da beleza – como nos vemos, como os outros nos veem e como somos de fato – devem caminhar juntas em um equilíbrio delicado e dinâmico.

O efeito Mona Lisa

Se não conhecermos o equilíbrio entre os três aspectos da beleza, haverá uma discordância em relação à própria imagem, que leva ao que chamamos de *efeito Mona Lisa*. Algumas pessoas são consideradas bonitas, consideram-se bonitas, não têm queixas quando se olham no espelho, mas detestam ser fotografadas, porque nunca se acham bem em fotos. Nunca ficam à vontade diante de câmeras, não gostam de mostrar fotografias suas e não gostam da própria imagem em uma fotografia. Não existem estudos que expliquem por que isso acontece. É o caso de Cristina. Cristina faz parte de um grupo muito interessante de pessoas que são conhecidas por sua ótima genética e são consideradas bonitas pela maioria. Ninguém tem dúvida de que ela é muito bonita, sempre foi. Já foi eleita a mais bonita da escola e sempre foi conhecida por sua beleza. Mesmo depois de ter três filhos e de fazer 40 anos, ela ainda é uma mulher atraente. O tempo lhe foi generoso. Ela também se acha bonita e não tem queixas, a não ser em uma dada situação, que ela evita ao máximo: fotografia. Cristina acha que nunca parece bonita em fotografias. Em suas palavras: "Não adianta, não sou fotogênica".

Em fotografias profissionais, um fotógrafo pode pedir para que uma modelo faça uma determinada expressão facial, de acordo com certo sentimento. Os movimentos relacionados a um sentimento produzem uma alteração na estrutura facial que, por sua vez, proporcionam um determinado rosto. Alguns movimentos tornam o rosto mais *sexy*, mais triste, ou, claro, mais bonito. A estrutura da face apresenta mais de 36 pares de músculos, além de um músculo central sem par chamado *pocerus*, e todos funcionam em movimentos complexos. Portanto, inconscientemente, a pessoa modifica a estrutura do rosto e, ao mexer em grupos diferentes de músculos, modifica sua aparência. Quando mudamos a posição da estrutura facial, mudamos os pontos de luz e sombra que incidem na face. Fotógrafos profissionais, modelos famosas, maquiadores e, claro, cirurgiões plásticos usam esse conhecimento. O fotógrafo sabe dizer à modelo que faça esse ou aquele movimento para que a foto se torne *sexy*, alegre ou triste. Maquiadores sabem enfatizar e ocultar os pontos positivos e negativos do rosto de alguém com a maquiagem. Modelos exploram muito esse conhecimento para poder criar uma beleza própria e, assim, tornar-se famosas. O olhar da Sofia Loren, o movimento das sobrancelhas de Sean "James Bond" Connery, o beicinho da Marilyn Monroe, a expressão de Gisele Bündchen ou o sorriso da *Mona Lisa* são grandes exemplos disso. Finalmente, é utilizando esse conhecimento que os cirurgiões plásticos corrigem defeitos e rejuvenescem pessoas.

Lembro-me muito bem das aulas magistrais do doutor Jorge Psillakis, nas frias manhãs de Birmingham, no Alabama. Sempre de uma maneira muito informal, e com muita propriedade, o professor Psillakis fazia um verdadeiro passeio pelo complexo mundo das luzes e das sombras na face humana. Segundo ele, esse é o segredo de nossa aparência. Se corrigirmos algum desequilíbrio da face, obteremos como resultado um rosto mais atraente, seja simplesmente mudando nossa expressão facial ou por intermédio de tratamentos cirúrgicos. A pessoa pode fazer um movimento muito sutil no rosto sem ter consciência, e essa ação acarretar uma dinâmica que faz o rosto ficar melhor em determinado momento. Essa alteração sutil e complexa da estrutura da face em movimentos é bastante eficaz dinamicamente. Ela não ocorre no momento da fotografia, a não ser que isso tenha sido pedido especificamente. Um movimento facial pode alterar a aparência de uma modelo ou de uma pessoa que está sendo fotografada. Essa mudança também pode ser feita cirurgicamente. Um dos tratamentos de maior impacto nessa área é, sem dúvida, o uso da toxina botulínica, mais conhecida pelo seu nome comercial, Botox®. Esse tratamento possibilita uma enorme transformação na aparência facial simplesmente pelo controle dos movimentos da musculatura facial. É realmente impressionante como esse procedimento pode ser feito de maneira rápida e relativamente segura. Não é à toa que ele se tornou o tratamento mais comum da história da medicina, talvez perdendo apenas para a vacina. São mais de 5 milhões de aplicações todos os anos apenas nos Estados Unidos. O Brasil ocupa o segundo lugar em número de tratamentos em todo o mundo!

Tudo indica, portanto, que a beleza é uma combinação dos três aspectos citados, que devem ser compreendidos e reconhecidos pelas pessoas que querem melhorar a aparência, e também pelo cirurgião plástico e pelo médico. Caso contrário, uma pessoa ficará insatisfeita depois dos tratamentos feitos em seu rosto. O conhecimento desse processo também ajuda em outras maneiras de obter uma aparência mais jovem e bonita, como a maquiagem e os penteados. Todos esses detalhes dão ao indivíduo uma aparência melhor e mais jovem.

E você, a qual grupo pertence? Faz parte do grupo de Cristina, que se acha bonita, exceto em fotografias, ou faz parte do grupo que não se acha bonito, embora todo mundo diga que é? Talvez você seja uma dessas pessoas que se acha bonita e está em paz com a aparência. O melhor jeito de saber em que grupo você se encaixa é dando uma olhada em fotografias da família. Relembre muitos acontecimentos de sua vida. Se você possuir um monte de fotografias que não queira ver, é provável que faça parte do grupo de Cristina. Mas o mais importante é ter noção dos três aspectos da beleza. Conhecendo esse processo, você poderá se aprimorar e fazer mudanças que irão satisfazer a si mesmo e aos outros. Embora não seja possível pertencer a dois grupos ao mesmo tempo, é possível passar de um grupo para outro. Isso pode ser conseguido com pequenas mudanças. Mude a aparência do cabelo, faça uma maquiagem diferente, use uma armação nova de óculos. Ou então faça tratamentos médicos e cirurgias plásticas. É um processo mais difícil e complexo, que por vezes necessita até de procedimentos mais elaborados, como terapia, mas o mais importante é tentar chegar a um equilíbrio que proporcione prazer. A pessoa mais importante nesse processo é você mesmo. Nossa aparência e beleza são mais importantes para nós mesmos do que para qualquer outra pessoa. É uma questão de autoestima e de amor-próprio, e esses são fatores extremamente importantes para nosso bem-estar e nossa felicidade.

O benefício da boa aparência

Uma aparência boa é realmente muito importante para si mesmo. Porém, existe um grande benefício social na beleza e na juventude. Também devemos mencionar aqui a dinâmica da própria beleza. Sendo o processo de envelhecimento contínuo, todos os dias ficamos diferentes, para o bem ou para o mal. Só podemos aprimorar, manter ou recuperar nossa beleza se a conhecermos. Por que é tão importante ser bonito? Não podemos ser ingênuos: devemos reconhecer como é importante um rosto atraente. Na verdade, embora desejemos um mundo justo e equilibrado, há uma grande preferência pelo belo. As pessoas que apresentam um toque do *belo* experimentam certas vantagens e benefícios, mesmo que essa não seja uma atitude justa ou politicamente correta. É preciso ser politicamente correto, mas não se pode negar que os belos chamam atenção e têm vantagens. Junto com a inteligência e a personalidade, um rosto atraente é fundamental para o êxito de um indivíduo. É um fato.

Estudos sociológicos, psicológicos e antropológicos sobre o comportamento já demonstraram a importância da atração. O ditado "Nunca julgue um livro pela capa" parece não se aplicar à beleza facial. Em muitas pesquisas, adultos e crianças confirmaram que a beleza facial está relacionada ao sucesso do indivíduo. Não há dúvida de que o bonito tem uma vantagem, e isso está presente em qualquer cultura, em qualquer época. A doutora Judith Langlois, em seu artigo "The question of beauty", descreve uma pesquisa desenvolvida com 150 crianças caucasianas, mexicanas e afro-americanas recém-nascidas e suas mães. Ela conta que as mães das crianças mais atraentes eram mais afetivas e atentas que as mães das crianças menos atraentes. Todas as mães negam que a atração influencie nos cuidados com os filhos, mas o comportamento delas contradiz essa crença. Outros estudos descritos pela doutora Langlois demonstraram que a beleza facial tem grande relação com a popularidade da criança na sala de aula. Assim acontece em várias situações, independentemente da idade, do grupo ou do aspecto da beleza.

Somos avaliados em nossas relações sociais. Não há dúvida de que são grandes os benefícios da boa aparência. Querer ter um rosto atraente é muito mais que se sentir bem. Pode trazer benefícios para a vida de um indivíduo como um todo, desde que outros aspectos estejam equilibrados, como personalidade, inteligência, relacionamentos, afetividade, etc. Considerando todos esses elementos, não é difícil perceber que a beleza facial é um tema complexo. Apesar de toda a pesquisa já existente, mais pesquisas são necessárias para ajudar a definir e compreender a beleza, bem como sua influência na felicidade e no êxito das pessoas.

Juventude e beleza

"Juventude e beleza. O que são e onde estão? Uma sombra, uma luz, um foco de luz. Existe uma relação complexa entre luzes e sombras, como na música, na poesia. Luzes e sombras podem mudar um rosto." Era dessa forma romântica e misteriosa que o doutor Psillakis ensinava seus residentes. "O que é um rosto jovem e bonito?" Foi nessa aula inesquecível, no outono de 1988, na Universidade do Alabama, que eu comecei a querer saber o que era a beleza e a juventude. No rosto, onde estão a beleza e a juventude? Um cirurgião plástico não tem dúvida de que sua meta é reforçar a beleza, realçar o equilíbrio de diferentes partes do rosto e devolver a juventude ao paciente. É disso que trata a cirurgia plástica. Há algo de mágico e misterioso nesse conceito vital. Acho que falamos e pensamos muito em beleza, mas sabemos pouco sobre ela. Ela não é palpável? Talvez.

Talvez não seja necessário saber o que é a beleza. Assim como a chuva, o sol e o arco-íris, ela simplesmente existe. O arco-íris talvez fosse mais bonito antes de o homem explicá-lo. Podemos usufruir da beleza, reconhecê-la, e não precisamos saber exatamente o que ela é para admirá-la. Por isso, a cirurgia plástica é provavelmente uma das áreas mais abstratas da medicina. Trata-se da medicina complementando a ciência, com muita arte e magia. Ninguém melhor que o grande doutor Ivo Pintaguy, um dos mais ilustres cirurgiões plásticos da história, para explicar a inexplicável natureza da beleza e da juventude. O doutor Pitanguy sempre enfatizou que a cirurgia plástica é ciência e é arte. Talvez ele seja o cirurgião que melhor consegue fundir esses dois conceitos aparentemente contraditórios da cirurgia plástica. Existe um tanto de místico na beleza e na juventude. Pelas aulas do doutor Psillakis e pelas palestras dos doutores Pitanguy, Millard, Aston e Converse, e de muitos outros cirurgiões plásticos importantes, percebo como a beleza é complexa.

Beleza e juventude são muito importantes para motivar comportamentos e transmitir uma impressão. Embora existam padrões universais de beleza, não há como compará-los ou julgá-los. Não há dúvida de que beleza e juventude são valores importantes para todo mundo. É meu dever e é minha meta, como médico, ajudar as pessoas a conseguirem o melhor para a sua beleza e juventude, e deixá-las com melhor aparência por um longo tempo. A juventude da pele se sobressai nesse processo.

Pele: a vitrine da beleza e da juventude

Mesmo que não conheçamos o conceito de beleza com exatidão, não há dúvida de que certos padrões de beleza facial são mais atraentes. A jovialidade de um rosto é perceptível a todos. É possível adivinhar a idade de alguém só de olhar para o rosto. É pelo rosto das pessoas que emitimos uma opinião sobre sua atitude, personalidade e idade. A relação entre a aparência e a idade é bastante comum. Independentemente do padrão de beleza, essa percepção se baseia na estrutura facial. É a isso que os médicos chamam de "anatomia da face". Como cirurgião plástico, é preciso compreender a grandeza e a complexidade da anatomia da face para entender a beleza e poder reproduzi-la no paciente. Existe, no entanto, um limite entre o que é beleza e o que não é.

A anatomia da face é a base da anatomia da beleza e da juventude do rosto. São estruturas complexas, cujos inúmeros detalhes fazem uma enorme diferença na percepção do que se chama beleza. A análise cuidadosa desses detalhes nos permite determinar padrões de beleza e juventude e, consequentemente, desenvolver um tratamento para aprimorar a beleza do indivíduo. A anatomia, ou estrutura, da face é feita de uma dúzia de ossos diferentes, 18 pares de músculos bastante atarefados e um único músculo central, o *procerus*. Para ligar esses ossos e músculos e prendê-los à pele há milhares de pequenos ligamentos.

Além dessa complexa estrutura de ossos, músculos e ligamentos, existem ainda muitos nervos e veias, todos ajustados à pele. A pele do rosto corresponde a 10 por cento da pele total do corpo e apresenta curvas e contornos mais específicos do que qualquer outra parte da forma humana. Diversos outros acessórios da pele também se apresentam, combinados ou isolados, para produzir um efeito significativo no que depois vai parecer mais ou menos bonito, mais ou menos jovem. Esses acessórios são a penugem do rosto, as sobrancelhas, os dentes e também as estruturas especiais dos lábios. Tudo isso faz uma diferença enorme na aparência de um rosto. Claro, a cor dos olhos e outros detalhes sutis, como sombras, reflexo da luz na estrutura nasal, orelhas e sobrancelhas também contribuem para o aspecto de cada indivíduo. Os ossos do rosto também oferecem formas e contornos específicos.

Os músculos do rosto estão posicionados de uma forma exclusiva, de modo a cumprir diferentes funções, como mastigar e engolir, além de funções mais sofisticadas, como as expressões faciais, o sorriso e as emoções. Tudo isso se encontra numa relação dinâmica complexa, em que movimentos sutis irão, voluntária ou involuntariamente, fazer uma diferença enorme na aparência do rosto. O exemplo mais clássico da importância desses movimentos é o famoso sorriso da *Mona Lisa*, de Leonardo da Vinci. Com um sorriso discreto, ele transformou o rosto de uma mulher comum, que estava longe de ser uma beldade, no mais famoso retrato feminino do mundo. É nessa complicada associação entre estrutura física e movimento que encontramos o que se denomina beleza e juventude.

A pele é o mais largo e mais exposto órgão do corpo humano. Por razões óbvias, nela está o ponto mais importante para a aparência e para a idade de um indivíduo. A cor, a textura, a espessura, a elasticidade, a existência ou não de pintas e o cabelo são importantes para determinar a aparência do rosto. Uma pele macia e sedosa, com uma tonalidade uniforme, brilhante e hidratada, sem marcas nem manchas, caracteriza a pele jovem, saudável e bonita de uma criança.

A pele também é complexa. A saúde e o funcionamento de suas camadas determinam sua aparência. Ela sofre um processo contínuo de substituição de células velhas por células novas; a cada seis semanas, aproximadamente, uma nova pele é criada. A disposição das células se assemelha à das telhas em um telhado.

A pele é o espelho da saúde

É importante que as pessoas compreendam o ciclo celular da pele para entender os problemas que ela pode apresentar e a relação entre a durabilidade e os resultados dos tratamentos de rejuvenescimento facial. Há um ditado francês, sempre presente nos livros clássicos de dermatologia, que diz: "A pele é o espelho da alma". No entanto, estudos modernos demonstram com clareza que ela é mais que o espelho da alma. Ela provavelmente espelha nossa saúde como um todo. Por isso, é importante lembrar que um rosto bonito e jovem pede um organismo saudável. Esse é o tema do próximo capítulo.

Capítulo 2

A saúde é o caminho para a beleza

"Sem saúde não há razão para nada."
Everett Mámor

Não existe aparência bonita sem organismo saudável. Tendo isso em mente, fica fácil procurar manter uma boa dieta, controlar as doenças, praticar atividades físicas e cuidar da saúde do organismo como um todo e também da tranquilidade do espírito. Isso é tão importante para a beleza quanto uma cirurgia plástica ou qualquer tratamento facial. Não existe laser nem tratamento algum que possa substituir um corpo saudável, que resulta de um estilo de vida saudável, associado a uma boa alimentação, a exercícios e até ao controle do nível de estresse. Da próxima vez que você se olhar no espelho, pergunte a ele: "Espelho, espelho meu, estou comendo bem? Estou dormindo bem? Estou livre de tensões? Estou lidando com os problemas da melhor maneira? Devo parar de fumar?"

A terapia nutricional é um novo conceito que compreende dieta e alimento como medicação. O novo conceito de dieta não é apenas reduzir o peso, mas melhorar o bem-estar e aumentar a longevidade. Estudos atuais demonstram que uma alimentação saudável faz um bem maior à saúde do que os remédios, porque a alimentação é algo que ingerimos diariamente, várias vezes por dia, desde que nascemos. A saúde otimizada depende do controle das funções corporais. Os hormônios controlam as funções do corpo, e estudos recentes demonstram que é a dieta que faz o controle desses hormônios; consequentemente, a alimentação influencia todas as funções corporais. Portanto, a nutrição deve ser encarada como um tratamento médico, e alimentar-se deve ser visto como um meio de se conservar saudável e com boa aparência.

Não há dúvida de que a pele responde ao estado nutricional, e a maior parte da beleza da pele e da aparência facial se deve à qualidade do alimento ingerido. A dieta correta pode diminuir consideravelmente os riscos de patologias, como obesidade, diabetes, doenças cardíacas, câncer e o próprio envelhecimento, especialmente o envelhecimento facial. Nas palavras do doutor Sears, "o alimento é o melhor remédio que podemos tomar". Alimentar-se bem é tão importante como ir a um médico para receber a medicação adequada ou ir a um spa para fazer um tratamento. A orientação nutricional é muito importante. Se tiver oportunidade, discuta o assunto com um nutricionista. Que dieta será mais aconselhável para você? Cada indivíduo, de acordo com suas atividades, precisa de uma dieta diferente, e até o mesmo indivíduo em uma atividade diferente e em faixa etária distinta necessita de um plano alimentar específico. Não há dúvida de que a terapia alimentar é uma parte importante do cuidado diário com a saúde. Sempre é bom saber mais a respeito de alimentos, vitaminas e nutrientes e procurar desenvolver para si uma dieta que seja fácil de fazer e benéfica à saúde.

Alimentação saudável

Não resta dúvida de que a aparência facial e a beleza geral têm muito a ver com uma dieta correta. Mas não existe uma alimentação mágica que traga saúde, beleza e vitalidade para todos a qualquer momento. A experiência demonstra que cada pessoa tem uma alimentação que melhor se ajusta ao metabolismo de seu corpo. Aqui dou algumas dicas que ajudarão a aprender como e o que comer, não apenas para ter uma aparência melhor, mas para sentir-se bem e viver mais.

Infelizmente, verificamos que, apesar da atual disponibilidade de alimentos saudáveis, a maioria das pessoas dos países desenvolvidos e em desenvolvimento apresenta altos níveis de obesidade. Quase dois terços dos norte-americanos estão acima do peso ideal e mais de 30 por cento são atualmente obesos. A obesidade e suas complicações são hoje um dos mais importantes fatores de mortalidade no mundo. Numerosos estudos têm demonstrado os mesmos resultados: sobrepeso é ruim e obesidade é pior ainda. A dieta, que para muitos é um pesadelo de cinco letras, não precisa ser ruim. A melhor dieta não existe; é questão de tentar, abandonar, tentar novamente até encontrar aquela que combina com seu corpo, seu estilo de vida e sua força de vontade. Não existe passe de mágica, e qualquer saída rápida nesse assunto pode ser muito perigosa.

Cinco aspectos de uma boa dieta

Alimentação e atividades físicas devem ser planejadas a longo prazo. Os objetivos devem ser pequenos, e não se deve tomar medicação, a não ser com recomendação expressa de um médico.

Revi mais de 300 diferentes dietas e indicações alimentares, inclusive um estudo do doutor Sears, e isso mudou minha maneira de encarar a alimentação. Não importa qual seja a dieta e o tipo de alimentação escolhidas, há cinco aspectos que devem ser observados para que uma dieta seja bem-sucedida:

1 - Balanço calórico

Esse é o aspecto número um: consumir menos calorias do que se gasta ou gastar mais calorias do que se ingere. Administrar a ingestão de calorias é a chave da efetiva administração do peso. A base do sucesso de diversas dietas é comer menos calorias, particularmente calorias do açúcar e de carboidratos, como massas, pães e doces. A ingestão desses alimentos deve ser restringida. Deve-se comer o menos possível. Indicamos uma quantidade abaixo da recomendada para diabéticos: 1.800 calorias por dia. Naturalmente, a quantidade de calorias depende da idade, do nível de atividade física, e deve ser ajustada a cada pessoa. A chave é ingerir o mínimo de calorias possível.

2 - Pouca e boa gordura

Em uma dieta equilibrada, não mais que 30 por cento de todas as calorias devem vir da gordura, e de preferência de gorduras boas, ou seja, de origem vegetal, como das nozes e azeites, evitando-se excessos de carne vermelha e de gorduras de origem animal. É importante ler os rótulos de todos os alimentos e ser cuidadoso com os anúncios de alimentos com baixos teores de gordura. Evite também gorduras saturadas. Uma determinada quantidade de gordura é necessária na dieta, e por isso não se deve cortá-la totalmente. Na dúvida, pode-se usar azeite de oliva, nozes e outras fontes de gordura. Há sólidas evidências de que a saúde se beneficia de grupos especiais de gordura, como a ômega 3. Uma das melhores fontes de ômega 3 é o óleo de peixe, como o óleo de fígado de bacalhau (vovó estava certa!).

3 - Boa ingestão de proteínas

A ingestão de proteínas deve ser entre normal e alta. Foi isso o que o doutor Atkins tentou nos ensinar durante muito tempo, mas que levamos mais de três décadas para aceitar. Os novos estudos parecem sugerir uma dieta rica em proteínas, de preferência mais proteínas que carboidratos, ou, no mínimo, em uma relação de um para um. São necessários cerca de dois gramas de proteína para cada quilo de peso corporal. O ponto importante é não ingerir mais calorias do açúcar do que recebe de fontes proteicas. Novamente, é sempre melhor experimentar vegetais e outras fontes proteicas naturais, ou escolher carne, peixe, galinha ou outras fontes proteicas com baixo teor de gordura. Todos os novos estudos demonstram que os princípios do doutor Atkins são muito bons, mas há diversas outras dietas que funcionam tão bem como a desenvolvida por ele.

4 - Frequência ideal das refeições

O corpo não gosta de ficar longos períodos sem comer. Deve-se, portanto, evitar longos espaços entre as refeições. Se, por um lado, há certo consenso de quais alimentos devem ser ingeridos para se garantir uma boa saúde, o mesmo não se pode dizer sobre a frequência com que é necessário ingerir esses alimentos. Uma análise detalhada dos vários programas de nutrição e dieta não oferece um quadro claro. Porém, é possível destacar dois grandes grupos. O primeiro preconiza uma frequência pequena e regular das refeições, e o segundo, mais radical e mais novo, diz que as refeições devem ser feitas a intervalos irregulares e ser muito variadas, preconizando inclusive períodos de jejum. Esse grupo, que tem ganhado grande atenção, possui uma base científica muito interessante e vale a pena ser mencionado aqui. O que os defensores dessa linha alegam é que nossos genes foram formados há mais de 120 mil anos e por isso o mais adequado seria uma dieta também com essa mesma idade, ou seja, a idade

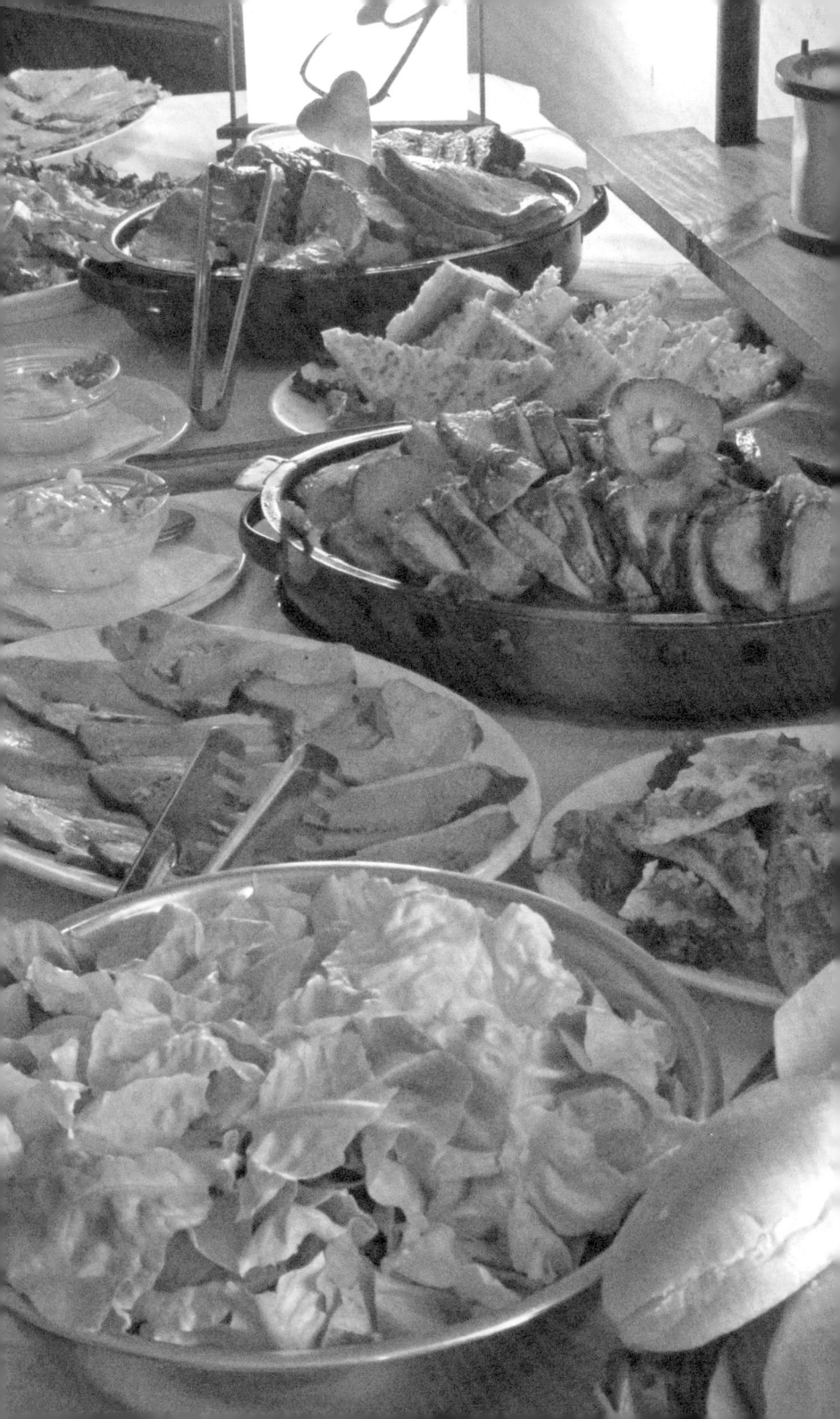

do homem das cavernas, a chamada dieta paleolítica. Assim, teríamos de comer como comiam nossos ancestrais das cavernas, pois o desenvolvimento tecnológico se deu muito mais rapidamente que a evolução de nossos genes.

A dieta paleolítica

A dieta paleolítica é baseada no tipo de alimentação que o ser humano tinha durante o Período Paleolítico, isto é, até o aparecimento da agricultura, há cerca de dez mil anos. Embora não tenhamos um diário de anotações do homem das cavernas para saber como ele vivia, podemos deduzir sua dieta. Os defensores da nutrição paleolítica acreditam que os melhores alimentos para o organismo humano são os que estamos projetados para comer, e que as doenças relacionadas à dieta são causadas pelo desvio desse caminho. O argumento baseia-se resumidamente na ideia de que a genética humana mudou muito pouco desde a Idade da Pedra. A dieta adequada, portanto, é a daquela época. Cerca de 99 por cento dos nossos genes datam do período anterior ao momento em que nossos antepassados biológicos se tornaram *Homo sapiens* (há mais ou menos 40 mil anos) e 99,99 por cento dos nossos genes são anteriores ao desenvolvimento da agricultura (cerca de 10 mil anos atrás).

Vendo de outra maneira, cem mil gerações de nossos antepassados foram caçadoras e coletoras,

500 gerações dependeram da agricultura, apenas dez gerações viveram desde o início da Revolução Industrial e apenas duas ou três gerações viveram consumindo produtos alimentícios altamente processados, como a atual.

Assim, ao estudar a arqueologia e os grupos de caçadores e coletores, podemos aprender como deveria ser uma dieta saudável para os genes que carregamos. O homem das cavernas comia bem menos, pois a comida nem sempre estava disponível. Comia alimentos com muitas fibras, frutas e verduras frescas e cruas, e carne magra, quando tinha oportunidade de caçar. Apanhar um peixe era bem mais fácil que caçar um veado, e, portanto, a ingestão de peixe seria mais frequente. Ele comia pouco sal, pouca gordura e pouco açúcar; deste, consumia apenas o chamado "bom carboidrato", pois era açúcar de frutas e verduras. Os laticínios, embora possam ser comidos crus, são alimentos da era pós-agricultura e, portanto, posteriores ao Paleolítico. Alimentos que não são comestíveis crus e sem processamento são excluídos dessa dieta, como feijões e grãos duros. Os alimentos de origem não animal disponíveis nessa dieta são os mesmos do vegetarianismo de alimentos crus (crudivorismo), com a diferença de que os crudívoros não os cozinham a altas temperaturas (apenas amornam) e nem consomem carne. Quanto à frequência, era realmente variada, dependendo da sorte, da localização e até da estação do ano. Muitas vezes, o indivíduo era forçado ao jejum pela simples falta de comida. É interessante notar

> que esse tipo de dieta ainda é bastante utilizado em áreas do Mediterrâneo e na Ásia, e com muito sucesso. O jejum também é um procedimento muito empregado em quase todas as grandes religiões. A dieta paleolítica é uma dieta simples e realmente saudável também para nossos dias.

O assunto dieta, entretanto, ainda é tema de discussão. O que parece é que a dieta ideal varia muito de pessoa para pessoa. É preciso levar em consideração idade, sexo, doenças e condições médicas associadas, atividades físicas, localização geográfica e até a classe social quando se fala em dieta ideal. O que é possível afirmar com certeza é que vive mais quem come menos, e que a dieta balanceada e com bastante frutas e verduras, sem abuso de sal, açúcar e gordura, com grande ênfase na hidratação, é a mais saudável e pode trazer grandes benefícios à saúde e à beleza. A consulta com um nutricionista é sempre muito aconselhada para se estabelecer uma dieta o mais ajustada possível às suas necessidades. É aconselhável fazer pelo menos uma refeição a cada seis ou oito horas e consumir um total de três a cinco pratos de frutas e vegetais.

5 - Boa ingestão de água

Em um ser humano comum, cerca de 60 por cento do peso total do corpo é composto por água. Todas as funções corporais dependem, de um modo ou de outro, do conteúdo de água do corpo. Não é nenhuma surpresa que precisemos todos os dias de 3 a 4 litros de água ou de alimentos que contêm água. Lembre-se de que todo alimento que você consome tem uma considerável quantidade de água, e desse modo, ao fim do dia, o balanço total deve chegar aos 3 ou 4 litros, dependendo, naturalmente, de seu peso. A não ser que o médico recomende outra maneira ou que haja algum problema de saúde que impeça a ingestão de água, um copo de água é tão saudável como qualquer alimento ingerido. Sabendo da importância da água para a saúde, a indústria alimentícia lançou no século passado diversas bebidas alternativas; no entanto, água pura e cristalina continua sendo a opção mais saudável. Refrigerantes e sucos artificiais, apesar de populares, não são bebidas indicadas. Os refrigerantes carecem de minerais e vitaminas essenciais e contêm alta quantidade de açúcar e de outras substâncias, como cafeína. Os sucos artificiais, embora contenham minerais e vitaminas, têm muitas calorias e não são indicados para quem controla ou quer perder peso. A indústria lançou com sucesso bebidas para esportistas, chamadas isotônicas, que apresentam uma composição que imita as necessidades do corpo de minerais essenciais e tem menos calorias.

No entanto, no século XXI, as pessoas querem produtos naturais, como água mineral e outros tipos de água enriquecida com vitaminas e minerais. Entre os produtos naturais, a água de coco tem a composição mais próxima das necessidades de nosso corpo. A água de coco é tão similar aos fluidos de nosso corpo que foi usada em transfusões de sangue na Segunda Guerra Mundial. Países tropicais conhecem as propriedades da água de coco há muito tempo, sendo comum usá-la no tratamento da diarreia e de outros problemas de desidratação em crianças. Apesar de tantos produtos, nada supera o prazer de um bom, fresco e limpo copo de água. Por favor, beba água.

Quanta água é suficiente?

Não há dúvidas sobre a necessidade de beber água. Não há certezas, porém, em relação à quantidade de água suficiente. Aparentemente, o consenso entre os especialistas é que a quantidade de água necessária depende de diversos fatores. A composição do corpo, peso, altura, tipo de atividades desenvolvidas, idade e vários outros fatores que não dependem do corpo, como a época do ano e até a região em que se mora fazem diferença na quantidade de ingestão de água. Também é muito importante entender que alguns problemas médicos, como doenças cardíacas e renais, podem ser agravados pelo excesso de água. Portanto, é muito importante ajustar a quantidade. Como regra geral, o corpo de um adulto necessita de aproximadamente 4 litros de água por dia. É importante compreender que a maioria dos alimentos que ingerimos já contém bastante água. Por exemplo, os legumes e as verduras têm por volta de 85 a 96 por cento de água. A carne vermelha tem metade do seu peso em água, e algumas frutas podem ter até 98 por cento de água, como a melancia.

É preciso fazer um balanço e calcular a quantidade de água de sua comida e suplementar com água. A água é, sem dúvida, a melhor bebida. Alguns isotônicos são muito benéficos, mas poucas pessoas praticam exercícios suficientes para transpirar quantidades significativas de eletrólitos e gastar os níveis de energia dos carboidratos dessas bebidas. Por exemplo, você precisa caminhar pelo menos duas horas para que sua reserva de carboidratos comece a ficar baixa; no entanto, com o estresse e o estilo de vida atuais, às vezes uma pessoa não dispõe de tempo suficiente ou não consegue fazer uma alimentação balanceada. Nesses momentos, algumas bebidas isotônicas podem estar à mão.

Não importa quanta água você beba por dia, algumas regras são importantes. Não beba toda a água de uma vez. O corpo necessita de um fluxo contínuo de água, pois não consegue armazená-la. Se você bebe muita água, o corpo irá eliminá-la antes que seja usada. Portanto, a quantidade total de água a ser ingerida diariamente deve ser bebida em intervalos de duas a quatro horas ao longo do dia, a maior parte nas primeiras horas do dia e menos nas últimas horas, para evitar problemas de urinar durante a noite, o que interrompe o sono. Crianças e idosos não devem beber muita água após as 18 ou 19 horas.

Não espere até sentir sede para beber água. Se você só bebe água ao sentir sede, já é tarde, porque seu corpo já está acendendo a luz vermelha e avisando que você está desidratado. Em termos ideais, você deve beber uma quantidade balanceada de água durante o dia para não sentir sede. Nos idosos e nas crianças, o mecanismo da sede não funciona muito bem, e, consequentemente, eles podem ficar desidratados sem que o corpo dê sinais. Quando o corpo recebe água suficiente para funcionar direito, os benefícios são percebidos de imediato. Os fluidos ficam balanceados e você alcança o ponto em que todas as funções operam em perfeita ordem. Você também eliminará dejetos ou toxinas antes de eles serem depositados em seus órgãos vitais. Diversos estudos mostram muitos benefícios à saúde relacionados à água, como a melhora de sintomas como constipação, dor de cabeça, fadiga, fraqueza, irritabilidade, entre outros. Até a perda de peso tem sido atribuída à quantidade adequada de água bebida. Beber água não é somente vital, mas também permite ter uma qualidade de vida muito melhor. Portanto, o que está esperando? Beba água.

Coma menos para viver mais

Roy Walford, professor de patologia da Universidade da Califórnia (UCLA), realizou um importante estudo com aranhas e alimentação. No experimento, fêmeas adultas de aranhas de vida livre foram comparadas a aranhas de cativeiro quanto à dieta. Um grupo de aranhas recebeu uma dieta moderada de três moscas por semana; um segundo grupo foi alimentado com uma dieta de cinco moscas por semana, uma quantidade excessiva para as aranhas. No terceiro grupo, a dieta das aranhas foi restringida a apenas uma mosca por semana. O resultado desse estudo foi muito impressionante. O tempo de vida adulta das aranhas do grupo com dieta de restrição alimentar foi de 81,3 dias, e de apenas 42,3 dias de vida no grupo de aranhas que ingeriu cinco moscas.

Isso não teria grande impacto e seria somente mais uma curiosidade do reino animal se acontecesse especificamente com aranhas. Porém, esse estudo foi reproduzido com diferentes espécies, inclusive mamíferos, e demonstrou os mesmos resultados para camundongos, macacos, cães e vermes. Os resultados parecem ser os mesmos em todas as espécies testadas: quanto menos comem, mais tempo vivem. Parece haver dados muito consistentes que demonstram que, independentemente do animal observado, uma restrição dietética reflete-se não apenas no controle de peso, mas também em muito mais. Há fortes indícios de que a restrição alimentar é muito importante não apenas para o controle do peso, mas também para prolongar a vida e proteger de diversas doenças, inclusive doenças cardíacas, câncer e outras enfermidades mortais. Esse fascinante estudo com as aranhas estabelece uma questão muito importante.

O doutor Barry Sears faz as mesmas afirmações em sua recomendação conhecida como *The Zone,* segundo a qual uma dieta anti-inflamatória pode prevenir doenças, levar a um desempenho físico máximo, melhorar a produção mental e até reparar o código genético. O papel da dieta vai muito além do controle do peso, e é muito importante compreender o impacto da dieta na vida. Não há dúvida de que alimentação é remédio. É importante, por razões óbvias, reproduzir o estudo das aranhas com humanos, mas já sabemos da existência de pessoas em determinas regiões do mundo, como Okinawa, no Japão, onde a dieta é talvez 40 por cento mais pobre em calorias, que vivem mais tempo e apresentam menos casos de câncer, doenças cardíacas e outras enfermidades fatais. Há uma relação entre dieta e saúde anterior ao simples controle de peso. É importante ver o quadro por inteiro e compreender o conceito de dieta como medicamento, porque assim é possível obter mais benefícios apenas ajustando a alimentação do dia a dia.

É uma tarefa para a vida toda, mas traz recompensas notáveis. Para compreender esse ponto, é necessário mudar algumas ideias sobre alimentação. Infelizmente, no último século, o critério de alimentação reconhecido pelos conselhos governamentais de nutrição e por comissões científicas e profissionais liberais não é o da alimentação ideal. Aliás, nas palavras do doutor Sears: "Muito do conhecimento atual está profundamente errado e é importante revê-lo e desenvolver uma nova perspectiva sobre o alimento". O problema não é quanto se come, mas sim como se come. Se você aprender como comer corretamente, e a comida adequada, é provável que consuma a quantidade que sempre consumiu, mas com um efeito totalmente diferente.

Respirar pela vida

A comida e a água ingeridas não farão bem algum se o oxigênio não estiver presente para queimar esses combustíveis e produzir a energia que sustenta a vida. Desde o primeiro momento de vida, a função mais importante do nosso corpo é a respiração.

No nascimento, mesmo antes de abrir os olhos, uma longa e profunda inspiração leva ar e oxigênio aos pulmões. Embora os pulmões estejam prontos para receber oxigênio desde o sétimo mês da gestação, eles não começam a trabalhar até o milagroso momento do nascimento. Desde a primeira inspiração, uma pessoa respira em média mais de 73 milhões de vezes até o fim da vida. Esse fato mostra quanto é vital a respiração.

Tudo o que fazemos e comemos, e cada função do nosso corpo, é importante para o organismo se certificar de que o oxigênio será levado às nossas células, que existem em quantidade de 50 a 100 trilhões. Essas células são os tijolos de nosso corpo, que precisam de um fornecimento contínuo de oxigênio para sobreviver. Milhões dessas células formam nossa pele e 10 por cento delas estão no rosto. Portanto, é fácil compreender como a função respiratória é importante para produzir e manter um rosto atraente e jovem. Não resta dúvida de que a beleza vem de dentro para fora. Trabalhar a função respiratória é trabalhar a aparência. Isso pode ser surpreendente mas é de conhecimento da cultura oriental há séculos. Aprender como respirar corretamente é muito importante. Aprender alguns exercícios respiratórios deve fazer parte do pacote de beleza, assim como a maquiagem ou os produtos para a pele.

O velho e o novo, de novo

Nenhum momento em toda a história trouxe tanto avanço científico nas áreas da saúde e da beleza. Virtualmente, tudo o que se faz de mais moderno e mais eficaz em saúde e beleza foi desenvolvido ou adequadamente implementado durante o século XX, sendo a década de 1960 muitíssimo especial. Dos raios X ao Botox®, da UTI à academia de ginástica, do teste de Cooper ao teste de aids, nada se compara ao século XX. Porém, a meu ver, o grande legado do século XX foi juntar o velho e o novo, de novo. Esse realmente foi o legado que abriu portas para um século XXI ainda melhor. Curiosamente, ao mesmo tempo em que a ciência e a medicina estavam com os olhos voltados para a alta tecnologia, para máquinas incríveis, viagens à Lua, computadores e foguetes, assim como o deus Jano da mitologia, a "outra cabeça" estava voltada, e com olhos atentos, aos velhos tratamentos médicos orientais.

Acunpuntura, ioga, meditação, artes marciais, velhos tratamentos da medicina oriental voltaram com força total, em um processo bem democrático em que há lugar para tudo. Mais interessante ainda foi o cuidado de tentar entender os velhos tratamentos à luz da ciência moderna e assim conseguir aplicá-los adequadamente e de maneira mensurável. Nem mesmo a falta de compreensão virou obstáculo, pois, com uma condescendência e tolerância sem igual na história da medicina, entendeu-se que até o que não se entende pode funcionar. Graças a essa inédita humildade, a caça às bruxas virou caça às doenças, em um ambiente em que tudo é válido quando está em jogo a saúde, o bem-estar e a beleza. Acho que vai demorar muito tempo até que seja possível mensurar o benefício dessa atitude saudável, que abriu as portas para um futuro ainda mais brilhante. O século XX aproximou o velho e o novo, a ciência de alta tecnologia do Ocidente e as antigas culturas do Oriente. A beleza e a saúde. Essa combinação ajuda a se sentir bem e a ter uma aparência ainda melhor. Como é bom ver o velho e o novo juntos de novo! Tire vantagem disso.

Capítulo 3

Exercícios para o corpo e para a mente

> "Conservar o corpo com boa saúde é um dever; de outro modo, não seremos capazes de manter a mente forte e clara."
> Buda

Exercício começa com descanso

Talvez você se surpreenda, mas saiba que um bom exercício físico começa com descanso e sono adequados. Todos os estudos sobre desempenho demonstram que o tempo de sono adequado, um bom descanso e o relaxamento mental são os primeiros passos para a boa forma. Na próxima vez que você começar a planejar um programa de exercícios, lembre-se de que descanso e sono devem vir primeiro, e que você precisa trabalhar a cabeça antes de trabalhar o corpo. Esse pode ser um conceito novo, mas o século XXI começou mostrando a grande importância da diminuição do estresse, da prática da ioga e de outros tipos de exercícios mentais e de meditação. Só em 2003, a revista *Time* teve duas capas, em janeiro e em agosto, voltadas para a mente e para a meditação. O assunto pode estar "na moda", mas, definitivamente, não é novidade.

O que hoje começa a ser comum no Ocidente já é muito conhecido de várias tradições místicas: o relaxamento não é algo novo para as culturas orientais. O estresse pode afetar todo o corpo, inclusive coração, artérias, glândulas, pulmões, estômago, músculos, e, naturalmente, a função cerebral, que está relacionada à função mental. Uma mente tranquila está sempre relacionada a um corpo forte, e isso não é apenas subjetivo; podemos ver exatamente o que acontece. Quando uma pessoa está estressada, não descansou ou não dormiu o suficiente, várias substâncias químicas são liberadas em seu corpo, das quais a mais prejudicial é o cortisol, um hormônio que permanece na circulação e leva a perturbações do sistema imunológico, perda óssea e de memória, transtornos de atenção e até mesmo doenças cardíacas e câncer. Durante muito tempo, alguns fatores foram considerados subjetivos, mas agora já se sabe que uma mente fragilizada está relacionada a problemas físicos que podem prejudicar o organismo seriamente.

Relaxamento e meditação

Um importante estudo feito pelo doutor Herbert Benson em 1967, na Escola Médica de Harvard, demonstrou a importância do relaxamento, da meditação e de outros exercícios mentais para a saúde. Escolas médicas e tradicionais e importantes centros médicos têm reconhecido que, antes de trabalhar o corpo, é preciso trabalhar a mente, pois um não funciona bem sem o outro. Existe uma afinação sutil entre uma mente tranquila e um corpo forte. O objetivo deste livro, naturalmente, é apenas oferecer algumas ferramentas básicas que possam ajudar a fazer uma análise sobre as mudanças necessárias para melhorar a vida. Não há dúvida de que uma aparência jovem e bonita tem tudo a ver com a saúde. Naturalmente, nesse sentido, a mente e o espírito fazem uma grande diferença. Talvez você queira redescobrir, antes de iniciar qualquer programa de rejuvenescimento, o que as culturas orientais já conhecem e praticam com grande sucesso há milhares de anos. Não há nada mais belo que a aparência do rosto de uma pessoa em harmonia consigo mesma e com o universo, considerando o prazer do sentimento de bem-estar.

Por centenas de anos, ioga, *tai chi chuan*, *chi kung* e outras práticas têm reconhecido o uso do bom estado mental. Não existe um corpo saudável sem uma mente saudável, e isso é uma verdade. Portanto, antes de começar a fazer exercícios para ficar em forma é preciso ter certeza de que há paz de espírito, de que o corpo está bem descansado e o sono é bom. Você não pode pagar depois: cada dia deve ter um equilíbrio adequado entre sono, paz de espírito e descanso. É a isso que em nossa civilização chamamos de gerenciamento do estresse. É praticamente impossível ter o sono ideal com o estilo de vida atual. Trabalha-se muito e existem muitas ocupações. Chegamos em casa e não descansamos realmente. Há TV, DVD, videogames, computadores e crianças. São muitas as coisas na vida que exigem esforço, do mesmo modo que é preciso esforço para arrumar tempo para fazer exercícios. É preciso tempo para o silêncio, para o descanso, para não fazer nada. Você precisa descansar a mente, desligar-se um pouco todos os dias. Esse é um exercício saudável.

Sono saudável

Ninguém sabe exatamente quanto se deve dormir por noite. O velho conceito de dormir oito horas por noite não funciona para todos, e os estudos não provaram nada nesse sentido. Parece que cada pessoa, em diferentes épocas da vida, tem diferentes necessidades de sono. Um recém-nascido dorme quase 23 das 24 horas de cada dia, e os idosos tendem a dormir menos. Não obstante, não importa qual é a quantidade ideal de sono: é preciso ter um padrão regular. Não importa se trabalhamos à noite ou de dia, se somos obesos ou não; é preciso ter uma certa quantidade de horas de sono regularmente todos os dias. Não se deve dormir um dia inteiro para compensar uma noite de sono perdido. Isso não traz boa saúde.

Como saber se estamos dormindo bem ou não? Há muitas maneiras de fazer isso, mas o modo mais simples é verificar, na manhã seguinte, se existe um nível de energia decente. Se acordamos cansados ou nos sentimos cansados no meio do dia, ou se nos percebemos mais nervosos que habitualmente e não conseguimos nos concentrar bem, isso significa que não descansamos ou não dormimos bem.

Outra maneira simples de avaliar a qualidade do sono é checar a cama pela manhã. Se ela parecer uma zona de guerra, provavelmente a noite de sono não foi boa. Uma noite de sono de qualidade é composta de vários padrões de sono, principalmente um padrão especial chamado REM (*rapid eye movement*, movimento rápido dos olhos). Esse nome deve-se ao fato de que nós ficamos imóveis durante esse sono especial e saudável, e apenas os olhos se mexem. Portanto, o corpo não se movimentará muito, e a cama ficará mais arrumada. Somente por tentativa e erro será possível saber o que é bom para você.

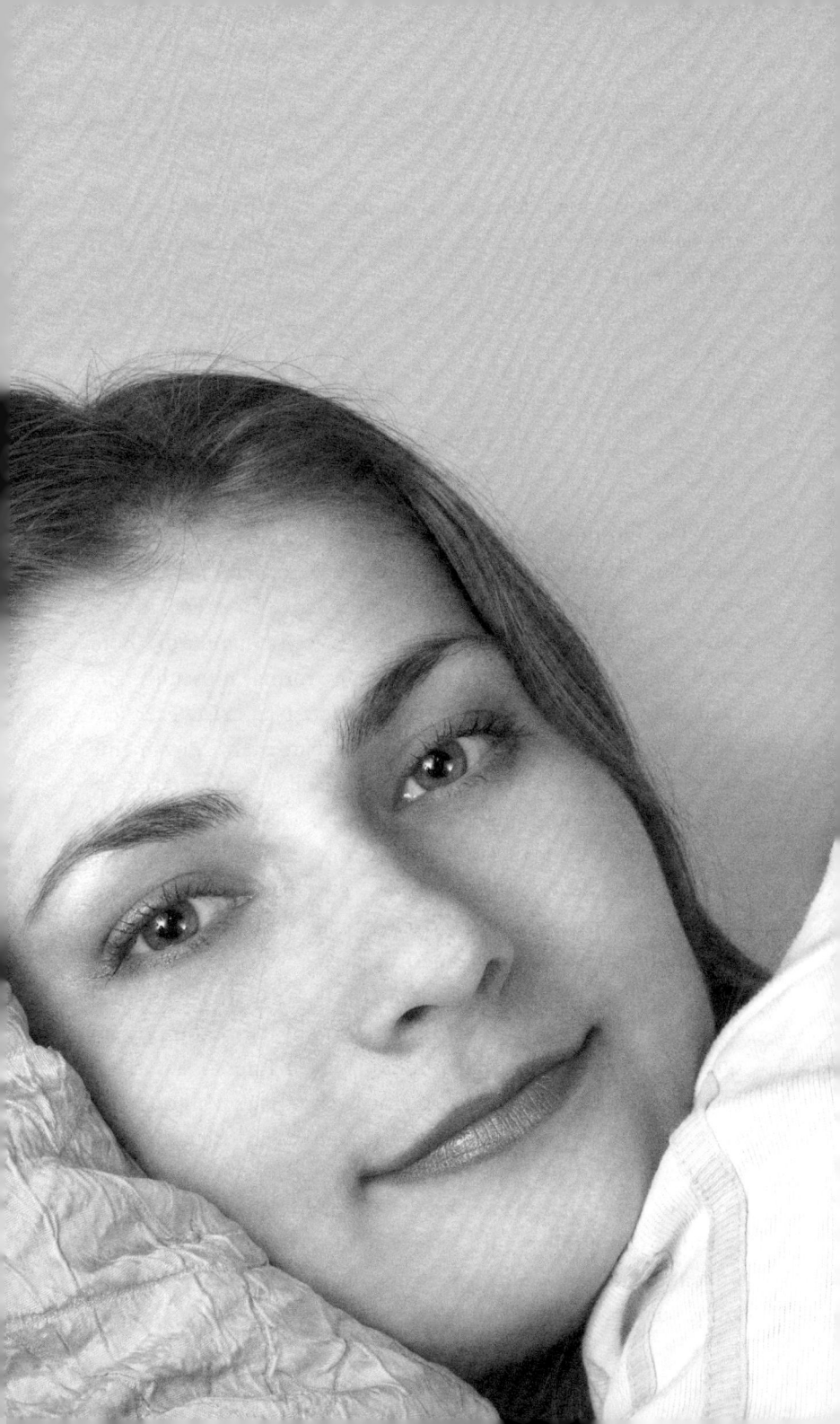

Não obstante, você deve planejar o sono como parte do programa de atividades físicas. Os esportes e as atividades recreativas são essenciais à vida.

Exercícios físicos

Um filósofo famoso disse uma vez que a ginástica não é um hábito que veio para atrapalhar o descanso, mas sim para preservar o bem-estar e o descanso. Ele estava certo. Os exercícios são uma parte muito importante da vida. Deve-se manter um bom nível de atividade, queimar as gorduras e formar músculos para criar um nível adequado de preparo físico. Não existe exercício ruim. Ruim é não fazer exercícios. Tente, pare e tente novamente até encontrar um programa ideal. Não é fácil encontrar o tipo de exercício certo, mas, quando encontrá-lo, você vai gostar e não vai querer parar. Mas seja razoável. Comece com uma atividade de nível baixo de dificuldade e esforço e estabeleça pequenos objetivos. Não comece com exercícios pesados e intensos, porque provavelmente você logo vai desistir.

Simples é melhor. Menos é mais. Evite esportes complicados ou atividades que tomem muito do seu tempo ou possam quebrar sua rotina. Um indivíduo que vive na praia estará mais inclinado a praticar esportes aquáticos do que alguém que vive no campo ou na cidade grande. A compleição física também deve ser considerada: pessoas altas se dão bem no basquete, por exemplo. Se sua família pratica determinado esporte, talvez você pratique o mesmo esporte. Na verdade, você precisa praticar uma atividade que tenha a ver com sua vida, que signifique alguma coisa para você e que possa ser realizada com regularidade.

É trabalho para toda a vida. Lembre-se de que o corpo gosta de rotinas. Encontre exercícios que combinem com seu estilo de vida e estabeleça pequenos objetivos para continuar praticando por muito tempo; somente com paciência se obtêm resultados positivos.

Seja persistente. Não tenha medo de não ser bem-sucedido. Continue a treinar todos os dias e os resultados vão aparecer. Haverá dias em que você não terá disposição para fazer exercícios e dias em que você achará que não está fazendo direito, mas é muito importante continuar. Persevere! Lembro de um pôster do Michael Jordan, o famoso jogador de basquete, que dizia: "Eu errei mais de 9 mil jogadas em minha carreira. Perdi quase 300 jogos. Por 26 vezes eu tive de fazer a jogada decisiva do jogo e errei. Eu falhei, e falhei, e falhei em minha vida, e é por isso que eu obtive sucesso".

Capítulo 4

Juventude, envelhecimento e longevidade

"Poucas pessoas sabem envelhecer."
La Rochefoucauld

O tempo não está do nosso lado

"Time is on my side" ("o tempo está do meu lado"), diz uma canção dos Rolling Stones. A frase pode até ser conhecida, mas não é verdadeira. No que diz respeito à vida, o tempo não está do nosso lado. Desde que nascemos, o relógio do tempo começa a andar, e não há nada a fazer. Com o tempo, tudo no universo envelhece ou muda, e isso não é diferente com nosso corpo. As tentativas de encontrar a fonte da juventude remontam a 3500 a.C. Mas a verdade é que não existe nenhuma fonte da juventude, e ninguém pode viver para sempre. O corpo humano não foi projetado para viver eternamente. Com o tempo, diversos tipos de degeneração acontecem em todas as áreas do corpo, no processo conhecido como envelhecimento. Embora muita gente não concorde, o envelhecimento não deveria ser considerado doença. Não há dúvida de que muitos procedimentos e mudanças de

estilo de vida podem fazer uma diferença incrível no tempo de vida, e as estatísticas comprovam isso. A expectativa de vida nos anos 1900 era de cerca de 50 anos, e agora está perto dos 80 anos.

O censo norte-americano de 2000 relata a existência de 450 mil pessoas no mundo com mais de 100 anos de idade. Nos Estados Unidos, são 50.454 centenários. No Brasil, em 1991, foram recenseados 13.865 centenários; em 2000, 24.476, representando um aumento de 77 por cento em nove anos, segundo dados do Instituto Brasileiro de Geografia e Estatística (IBGE). O século XX quebrou todos os recordes de expectativa de vida. Na verdade, o homem já conviveu com uma expectativa de vida de cerca de 25 anos ou menos na maior parte dos seus 70 milhões de anos como espécie, diferentemente do que dizem alguns relatos bíblicos, que dão conta de pessoas com mais de 900 anos. Não existem restos humanos nem da pré-história, nem de qualquer outra era geológica que indiquem pessoas com mais de 50 anos. Tampouco existem provas geológicas ou arqueológicas de que o corpo humano pode ultrapassar 120 anos de idade. As novas pesquisas científicas têm procurado estudar indivíduos que vivem mais para avaliar o que se pode aprender com eles, mas ainda são necessários estudos para compreender o processo de envelhecimento e como se pode interferir nele para prolongar a vida.

O doutor Olshanksy, professor de saúde pública da Universidade de Illinois, publicou na *Scientific American,* em junho de 2002, um interessante relatório de 51 cientistas que estudaram o envelhecimento. Nele, os estudiosos alertavam para o fato de que "não há remédio antiaging disponível no mercado que seja cientificamente eficaz. De acordo com o conhecimento atual, o processo natural de envelhecimento não pode ser interrompido, revertido nem desacelerado". Alguns cientistas estão avaliando as pesquisas atuais e esperam que algum dia haja métodos para evitar nosso declínio. Talvez possamos estender ainda mais a vida humana. Mas esse dia ainda não chegou.

O tempo sentido na pele

Apesar de todos os cuidados com a saúde mencionados anteriormente, ninguém consegue evitar os efeitos da passagem do tempo. A complexa estrutura do corpo humano vai se transformando com o passar dos anos, e os processos degenerativos começam a ocorrer em todos os níveis e logo se tornam visíveis. Esse processo é progressivo e irreversível. Mesmo um indivíduo bastante saudável vai sofrer as mudanças da idade.

Mais uma vez, é importante conhecer esse processo para saber que não se trata de doença, e sim do envelhecimento natural, pelo qual todas as estruturas já mencionadas irão passar. Os ossos perdem volume, em especial na região da boca, por causa da perda de dentes. Trata-se de um processo clássico que progride com a idade e é conhecido como osteoporose. No entanto, quanto mais cedo perdemos dentes, maior é a perda de ossos na região da boca e do queixo. Embora essa região seja a que mais sofre com as mudanças do tempo, todos os ossos sofrem, mais cedo ou mais tarde. Os músculos perdem parte da elasticidade e da força e ficam flácidos e caídos. Sob a pele, acontece a absorção da camada de gordura, e aquela fica mais fina e menos sedosa com a insuficiência do ciclo normal de reposição celular. Começam a aparecer lesões como verrugas e as conhecidas manchas senis.

O efeito da gravidade também se faz sentir nos músculos e na pele. Ocorre uma mudança significativa nas estruturas faciais. Todas as ações dos músculos sob a pele vão produzir marcas, inicialmente temporárias e depois permanentes, formando as rugas. As rugas são o maior sinal do envelhecimento. Existem inúmeros tipos de rugas. Normalmente, o processo começa com as ruguinhas finas relacionadas aos movimentos do rosto, nas áreas em torno dos olhos, da boca e na testa. Gradativamente, aparecem marcas permanentes na pele, mesmo quando a musculatura está em descanso. A pele, o cabelo, as glândulas e outros acessórios também sofrem mudanças importantes com a idade, que afetam a função e a aparência do rosto. Entre essas alterações, encontram-se a perda de dentes, as sobrancelhas decaídas, a redução da abertura dos olhos, a mudança de posição das linhas do rosto, a qualidade e a cor dos cabelos.

Imitando a juventude

Apesar das promessas e afirmações das empresas farmacêuticas, não existe até agora nenhum medicamento cientificamente comprovado que possa evitar as transformações causadas pelo envelhecimento. No entanto, existem procedimentos, medicações e tratamentos capazes de produzir uma aparência semelhante à de um rosto jovem e bonito, mesmo em pessoas envelhecidas. Essa é a meta da medicina estética e da cirurgia plástica, com todo o arsenal anestésico disponível. O sucesso do processo depende de o paciente compreender que não se trata de usar um produto ou de se submeter a uma cirurgia específica. Trata-se de um pacote complexo e amplo. Tudo deve ser considerado. Os médicos desejam melhorar a aparência do rosto, mas a maior responsabilidade é do paciente, que pode ajudar de várias maneiras. Junto com o processo natural, problemas médicos sérios, uso de medicamentos, estilo de vida ruim, bebida em excesso, tabagismo e outros fatores têm um papel importante nas mudanças. O envelhecimento pode ser acelerado por esses fatores.

Não se consegue juventude e beleza em um rosto com um único tratamento facial, nem com um tratamento a laser, nem nas mãos habilidosas de um cirurgião plástico. A beleza é uma combinação de ações desenvolvidas tanto pelo médico como pelo paciente. Sendo um processo contínuo que se relaciona de forma independente com cada problema, ele está associado às atitudes saudáveis do paciente. Essa associação é fundamental para restaurar a beleza e a juventude perdidas. Repetindo: o tempo é essencial. Não se deve esperar uma mudança da noite para o dia. O que o tempo estragou leva tempo para consertar. A beleza e a juventude são mais complicadas do que se vê no espelho, mas o espelho é importante para ajudar a entender o que é beleza. Naomi Wolf, em seu livro *O mito da beleza*, diz que a beleza não tem importância; são padrões culturais e étnicos que criam o mito da beleza. Segundo ela: "Temos de entender a beleza ou seremos sempre escravizados por ela".

Envelhecer e ficar velho são coisas bem diferentes

É importante esclarecer diversas definições que são, em geral, alvo de confusão. Deve-se distinguir envelhecimento de senilidade. O envelhecimento é o tempo de vida contado em dias, meses ou anos, e é igual para todo mundo, independentemente do tipo de vida ou da herança genética. Nada altera esse processo. Portanto, se alguém já chegou aos 30 anos jamais terá 20 novamente. Não há nada que possa parar, desacelerar ou inverter o relógio. Todos nós envelhecemos do mesmo jeito. A senilidade, ao contrário, é um processo que pode ser alterado e é muito particular a cada indivíduo.

O rejuvenescimento está relacionado ao envelhecer e não à idade propriamente dita. Ele tem significados diferentes para médicos, pacientes e para a indústria farmacêutica, de cosméticos ou que produz outros produtos antiaging. De acordo com seus interesses comerciais, essas empresas fazem promessas em demasia, e às vezes vãs, de que o envelhecimento pode ser revertido. As campanhas de marketing agressivas nos levam a aceitar um conceito equivocado. É razoável pensar que a aparência pode ser alterada, e que a juventude pode ser construída. Um paciente de 40 anos pode se submeter a tratamentos de rejuvenescimento e ficar com uma aparência de 30. Essa é a meta da medicina plástica, sobretudo a especializada em processos de envelhecimento.

Por fim, é fundamental compreender que o envelhecimento não é uma doença, mas sim um processo natural. Existem inúmeros especialistas que podem ajudar as pessoas a conviverem com esse processo de uma maneira tranquila. Os novos produtos, medicamentos e técnicas servem para aprimorar a qualidade e a duração de nossa vida. Os estudos científicos mostram que o tempo definitivamente não está a nosso favor. Se não podemos lutar contra o envelhecimento, podemos pelo menos administrá-lo. Portanto, não se deve esperar uma "medicina antiaging", mas um aumento do número de clínicas e médicos voltados a essa administração do envelhecimento. Aprendi, ao longo de meus 25 anos de trabalho, que o paciente não quer apenas parecer jovem novamente. Ele quer sua juventude de volta. Frequentemente, vemos um astro ou estrela de cinema que fez um rejuvenescimento facial tradicional. Embora eles pareçam mais jovens, eles não se parecem com eles mesmos.

Os supercentenários

Era um sábado lindo, e a sala de conferências do hotel de New Orleans estava lotada de médicos curiosos para aprender mais sobre o envelhecimento e seu processo. Quando o doutor Steven Coles apresentou um filme sobre um de seus pacientes, a multidão de importantes médicos ficou num silêncio absoluto. O vídeo era uma espécie de alerta a todos naquela sala e provocou um enorme questionamento em cada um. Ouvir uma senhora frágil, doce e simpática falando de sua vida, ou melhor, de seus 119 anos de vida, foi impactante. Era engraçado ouvi-la conversando com o doutor Coles sobre seus problemas médicos e sobre uma artrite que ela combatia havia 62 anos sem sucesso. Essa artrite e outras limitações de saúde, como problemas visuais, levaram-na a parar de dirigir. O doutor Cole perguntou como ela tinha ido ao hospital, e ela respondeu com um leve sorriso: "Não dirijo mais. Meu filho caçula me trouxe. Ele sempre me leva a todas as minhas consultas". Todo mundo da sala riu, porque o tal "filho caçula" era um simpático senhor de 97 anos de idade. Essa apresentação aponta pelo menos dois aspectos:

- As pessoas podem viver bastante.
- Talvez exista uma disposição familiar e, com ela, alguns fatores envolvidos no envelhecimento. De qualquer modo, não se trata de algo apenas genético.

O doutor Cole é professor da UCLA e estuda os supercentenários, um grupo de indivíduos que se caracteriza por ter 110 anos ou mais. Sua ideia é saber o que podemos aprender com eles. Esse é um grupo muito seleto de pessoas que, em 5 de maio de 2003, era formado por apenas 42 indivíduos, sendo 30 mulheres e 12 homens. Se documentar a idade é difícil, pode-se imaginar a dificuldade de manter relatórios precisos sobre pessoas que atravessaram séculos. Esse grupo nasceu no século XIX, viveu ao longo do século XX e continuou vivo no século XXI. Impressionante! O doutor Cole tem certeza de que podemos aprender muito com eles e empregar esse conhecimento em nossa vida. Dos supercentenários, talvez a pessoa mais importante seja a senhora Jeanne L. Calment. Ela está no livro *Guinness* como a pessoa mais velha do mundo. Faleceu em 4 de agosto de 1997, com 122 anos.

É muito cedo para tirar conclusões sobre os motivos que levam essas pessoas a viver tanto, porque se trata de um grupo bem pequeno e heterogêneo. Não existe nenhum fator isolado que possa ser apontado como o responsável pela longevidade dessas pessoas. Até agora, todas as pesquisas parecem demonstrar que elas não se diferenciam pelo estilo de vida, mas antes por uma "loteria genética", uma situação única, em que um grupo muito específico e seleto de genes se encaixa no lugar certo, na hora certa, e tudo indica que não há nenhum procedimento, cirúrgico ou clínico, que possa fazer o mesmo em uma pessoa qualquer. Cinquenta anos depois de Francis Crick e James Watson terem descoberto o segredo da vida na molécula de DNA, nenhuma modificação genética pode ser feita para prolongar a vida. Quem sabe futuramente as pesquisas genéticas ou os avanços tecnológicos possam mudar esse quadro. Essa segunda opção não está totalmente fora de alcance. Definitivamente, melhoramos nossa qualidade de vida e sua duração. Não há dúvida de que o século XX quebrou todos os recordes nos 4 mil anos de história documentada.

Capítulo 5

Frente a frente com sua face

"Nada deixa uma mulher mais bonita do que a certeza dela de que é bonita."
Sophia Loren

O ano de 1963 foi muito especial. O programa espacial Apollo chegava à Lua, e, aqui na Terra, muita coisa boa começava a acontecer. A canção "I want to be happy" chegava ao topo das paradas, mas nem tudo era felicidade. Em 22 de novembro, nos Estados Unidos, o presidente Kennedy era assassinado de maneira trágica, e o conflito no Vietnã dava maus sinais. No Brasil, João Goulart passava a governar como presidente, e a brasileira Ieda Maria Vargas era eleita miss universo.

Porém, Helena vivia um conflito mais doméstico. Ela andava chateada com a aparência e queria muito realizar o grande sonho de fazer uma cirurgia plástica para ficar parecida com as estrelas de cinema. Era isso o que ela desejava como presente de Natal: um face lift, ou cirurgia de rejuvenescimento facial, um novo tipo de plástica que devolveria ao seu rosto tudo o que o tempo havia levado.

O rejuvenescimento facial não foi o único grande progresso médico do ano de 1963. Na verdade, a década de 1960 foi incrível para a medicina, com novos tratamentos e medicamentos. Os antibióticos se tornaram mais eficientes e acessíveis, e, nos hospitais, uma nova unidade de tratamento intensivo começou a salvar mais vidas.

No sábado de manhã, quando as crianças já estavam com seu ex-marido, Helena podia acordar sossegada. Era um daqueles dias em que ela tinha poucas providências a tomar, e podia ser até um pouco egoísta e se preocupar apenas consigo mesma. Ela adorava ter um dia assim, um dia inteiramente seu. Aí podia se olhar no espelho com calma. Foi num sábado desses que teve uma sensação estranha ao se olhar no espelho, conversando com seus botões: "Estou com 50 anos, me sinto com 40 e pareço ter 60!"

Nesse momento, toda a sua vida lhe passou pela cabeça. Pela primeira vez em muitos anos, sem nenhuma razão aparente, ela estava encarando o próprio rosto de um jeito diferente do que fazia em outros sábados semelhantes, ou no dia a dia. Estava se olhando com olhos críticos. E não gostou nada do que viu: tinha bolsas sob os olhos, a quantidade de rugas que aparecia quando ela sorria era impressionante, e seu rosto estava caído; parecia que a pele estava solta e havia um monte de dobrinhas, especialmente na região do queixo e na linha do maxilar. Helena percebeu o que milhões de homens e mulheres ao longo da história acabam percebendo: o processo natural de envelhecimento, agravado por fatores externos, como exposição ao sol e ao clima, causa um impacto tremendo na aparência do rosto. A pele decai e parece mais solta, aparecem rugas, queixo duplo, enfim, mudanças que Helena estava percebendo e pelas quais todo mundo passa.

Não existem regras específicas para o envelhecimento, mas ele é mais ou menos previsível. Sendo o rosto o cartão de visitas do corpo, a imagem de quem somos e de nossa personalidade, qualquer alteração nele pode parecer mais traumática para as pessoas. Ao tratar desse problema em particular, um determinado procedimento tornou-se um símbolo importante da cirurgia plástica: é o que nós, médicos, chamamos de *ritidoplastia,* ou face lift, ou ainda *rejuvenescimento facial.*

Uma breve história da cirurgia plástica facial

É difícil saber quando o primeiro rejuvenescimento facial foi feito. Em 1980, quando o doutor Rees escreveu uma bela história da cirurgia estética facial, ele tentou identificar o início desse fantástico e revolucionário procedimento. Muito controverso? Sim, mas, definitivamente, os primeiros registros de cirurgias de rejuvenescimento facial vêm da Europa, mais especificamente da Alemanha. O doutor Hollander relatou uma cirurgia semelhante a um rejuvenescimento facial em seu *Handbuch Der Kosmetic,* publicado em 1912. É provável que o doutor Hollander tenha feito o primeiro procedimento de rejuvenescimento facial em um elegante aristocrata por volta do ano 1901. Em 1906, o doutor Lexer também relatou uma cirurgia facial bastante revolucionária em uma atriz.

É importante lembrar que a anestesia geral, como é conhecida hoje em dia, não apareceu antes dos anos 1930. Diante dos poucos recursos disponíveis em termos anestésicos e instrumentais, esses médicos realizaram milagres ao fazer cirurgias plásticas bem-sucedidas no começo do século. Tudo indica que o desejo de ficar mais jovem e bonito superava as dificuldades, como as parcas condições médicas e o conhecimento ainda incipiente da área da anestesia, do controle da dor e dos instrumentos cirúrgicos. A luta contra o envelhecimento e a procura pela beleza motivaram o progresso desses procedimentos ao longo do século XX.

Devo lembrar, mais uma vez, que o século XX é um marco na história da medicina, em especial da cirurgia plástica. Nos Estados Unidos, Kneeler e Kolle exerceram intensamente a prática da cirurgia plástica na segunda e terceira décadas do século XX. O maior progresso das técnicas de rejuvenescimento facial, assim como da anestesia e da cirurgia em geral, aconteceu na Europa ao longo do século XX, em especial depois da Segunda Guerra Mundial, apesar dos bem-sucedidos e famosos cirurgiões norte-americanos. No início dos anos 1960, a cirurgia facial se tornou um ícone de rejuvenescimento, mas era restrita às pessoas ricas. As pessoas em geral a viam como um símbolo das estrelas de cinema e do estilo de vida dos ricos e famosos. Nas últimas décadas, um amplo leque de novas técnicas e aperfeiçoamentos se incorporou ao arsenal da cirurgia plástica. A ritidoplastia é hoje acessível a qualquer um e não é mais o único procedimento existente.

Atualmente, a técnica de rejuvenescimento facial combina procedimentos diferenciados, faz uso de diversas áreas da medicina e abrange problemas faciais distintos. O envelhecimento é um processo complexo, e hoje em dia o cirurgião sabe que o rejuvenescimento facial não deve ser o único procedimento, mas deve ser usado junto com outros pequenos procedimentos para corrigir problemas distintos e devolver ao paciente um rosto bonito e jovem. Trata-se de um processo seguro, que se tornou não só famoso como bastante popular. De acordo com os dados da Aesthetic Plastic Surgery Society, mais de 117 mil casos de cirurgias de rejuvenescimento facial são registrados todos os anos só nos Estados Unidos.

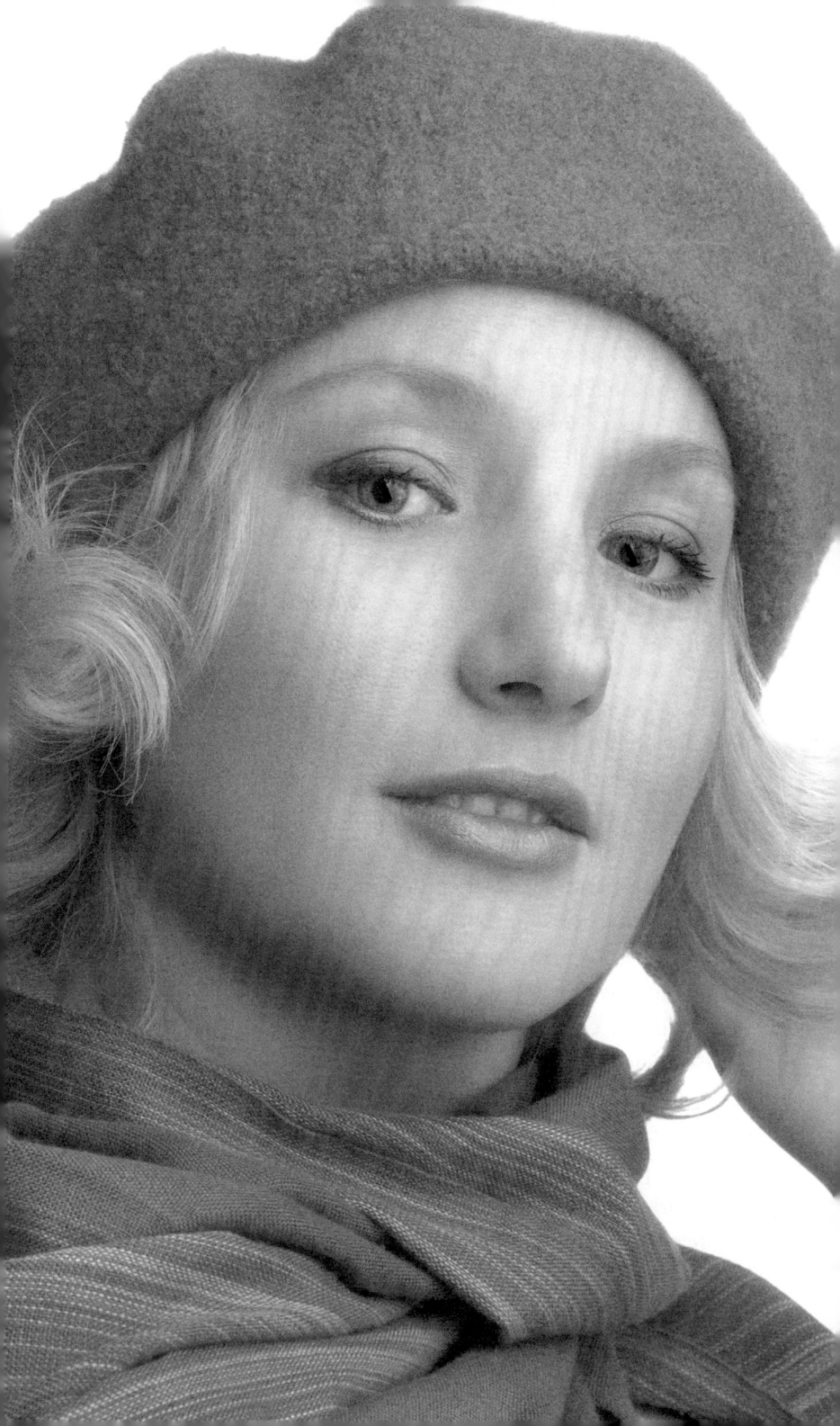

Muito mais que uma simples cirurgia

É difícil para um médico traduzir em termos técnicos o que Helena viu em seu rosto naquela manhã de sábado. Ela percebeu que havia algo diferente, mas só essa observação não é suficiente para que um médico consiga ajudar um paciente. Para obter bons resultados em um rejuvenescimento facial, é preciso fazer uma análise detalhada do rosto. Em seu livro *The Columbia Manual of Dermatologic Cosmetic Surgery*, o doutor Scarborough e o doutor Bisaccia apresentam os procedimentos para uma análise facial detalhada. Eles analisam os sinais de idade intrínsecos, os sinais de idade externos e o processo de envelhecimento ao longo dos anos. Também recomendam uma boa avaliação dos padrões de beleza. O que uma pessoa considera bonito pode não ser bonito para outra. Essa análise, portanto, deve ser feita com o paciente. Por fim, depois desse exame detalhado, médico e paciente combinam o que precisa ser corrigido e quais são os objetivos do paciente com esse procedimento. Isso tudo faz do rejuvenescimento facial um procedimento bem específico, uma vez que conversar sobre os riscos, os benefícios e a própria cirurgia não é suficiente, como seria em outras situações. Precisamos também conversar sobre o desejo, o sonho e o conceito de beleza do paciente. O rejuvenescimento facial é uma combinação de arte e ciência.

Uma vez feita a análise do rosto e ouvidas as reclamações do paciente, deve-se programar uma série de procedimentos, como estirar a pele do rosto e do pescoço, esticar e puxar os músculos do rosto e do pescoço, remover o excesso de pele, elevar as sobrancelhas, eliminar as rugas em volta dos olhos, do nariz e da boca, e as da testa; o excesso de tecido gorduroso e de pele em torno dos olhos pode ser retirado ou não. Em alguns pacientes, é necessário o aumento do queixo ou mesmo o preenchimento das rugas em torno da boca e dos olhos com colágeno ou gordura. A lipoaspiração pode remover a gordura do queixo duplo, e essa gordura pode ser usada para preencher rugas e sulcos no restante do rosto. Assim, uma cirurgia plástica no nariz e nas orelhas também pode ser empregada para ajudar o paciente a ter uma aparência graciosa, bonita e jovem.

É fácil perceber como a cirurgia no nariz é importante para o conjunto do rejuvenescimento facial. Sem dúvida, o nariz é a parte mais saliente do rosto de qualquer pessoa. Detalhes como ângulo, tamanho e curvas podem fazer uma diferença enorme. Um nariz mais largo ou maior pode dar uma aparência mais velha ou mais zangada. Um nariz de linhas delicadas e suaves pode deixar uma pessoa com um ar mais jovem e alegre. Portanto, é comum se fazer uma combinação de cirurgia de nariz com o rejuvenescimento facial para melhorar os resultados. É claro que uma cirurgia de pálpebra também pode ser feita isoladamente ou em combinação com outros procedimentos. Os olhos podem enganar se os sinais da idade os alteraram muito. Pálpebras caídas ou bolsas dão uma aparência de cansaço ou abatimento, braveza ou chateação. Ao perceber isso, o paciente começa a pensar em fazer uma cirurgia plástica ou das pálpebras.

O tratamento do futuro

Usufruir do enorme sucesso e da popularidade da cirurgia de rejuvenescimento facial ao longo do século XX era ótimo, mas o melhor ainda estava por vir. Na última década desse século, uma nova tecnologia tornou esse procedimento revolucionário ainda mais bem-sucedido. Lembro-me de estar visitando a Universidade do Alabama, em Birmingham, em 1990, quando conheci o grande doutor Vasconez e seus alunos, que estavam começando a explorar o uso das técnicas da endoscopia na cirurgia plástica. Naquela época, estavam cuidando dos primeiros casos, mas nem o doutor Vasconez nem o doutor Saltz tinham dúvidas de que a endoscopia teria um papel importante no futuro da cirurgia facial e do rejuvenescimento. A cirurgia endoscópica tornou-se um procedimento bem conhecido dos especialistas em cirurgia. A mesma coisa ocorreu com a cirurgia plástica, quando as técnicas endoscópicas passaram a ser empregadas no tratamento de fraturas do rosto e em outros procedimentos mais simples. Nos dias de hoje, ela se tornou um procedimento-padrão para o rejuvenescimento da parte superior da face.

O emprego da cirurgia endoscópica no rejuvenescimento do rosto trouxe inúmeras vantagens, como pouquíssimas cicatrizes, menos traumas, menos desconforto e a possibilidade de realizar o procedimento com anestesia local. Em homens idosos e carecas, principalmente, uma longa incisão na testa é totalmente indesejável. O rejuvenescimento facial pode trazer uma melhoria para a parte superior e do meio do rosto, sem que se faça uma incisão muito significativa. O benefício disso é um resultado melhor com o mínimo de invasão, e, mais uma vez, como em qualquer cirurgia, menos é mais. Menos cortes, menos complicações e recuperação mais rápida. Os estudos dos doutores Renato Saltz e Core demonstram isso com clareza. Neste novo século, vemos que o futuro da cirurgia da face é mais promissor, não apenas como uma cirurgia isolada, mas como uma combinação complexa de procedimentos que ajudam no equilíbrio, na beleza e na juventude do rosto. A recuperação do rosto é rápida, e o paciente pode retomar suas atividades normais em pouquíssimo tempo.

No século XXI, a maior diferença está nas cirurgias de rejuvenescimento facial. É provável que a idade de realizá-la mude, pois parece que os procedimentos feitos mais cedo dão melhor resultado que os feitos mais tarde. A grande vantagem dessa abordagem é que uma pessoa pode se submeter a um procedimento pequeno e mudar a própria aparência radicalmente com anestesia local, correndo menos risco e tendo uma recuperação mais rápida. Assim, a nova e bela aparência será notada, mas ninguém vai perceber que houve cirurgia. De acordo com o doutor Donnabella, um de meus professores, o melhor lifting é aquele que ninguém percebe. Para o futuro, o que se prevê é uma série bem planejada de procedimentos que comecem dos 20 aos 30 anos e que continuem durante a vida, com uma manutenção da pele.

Nos primeiros estágios do envelhecimento, dos 20 aos 30 anos, o tratamento consiste em um creme e um programa de recuperação da pele, talvez algo com laser, Botox® e alguns procedimentos menores, feitos em consultório. Indo para a casa dos 30 aos 40 anos, o paciente poderá se beneficiar de injeções de colágeno e de gordura, repetir o Botox®, fazer uma manutenção com laser para deixar a pele saudável, eliminar pelos com laser, e fazer peeling e preenchimento de algumas rugas e sulcos mais profundos. Por fim, aos 50 ou 60 anos, será necessária uma cirurgia, mas não como os antigos liftings faciais, com grandes cortes e afastamentos da pele.

O tratamento do futuro irá se concentrar em áreas específicas, com pequenas incisões e o uso da endoscopia para examinar dentro da pele e colocar os músculos no lugar. Os músculos e ligamentos são reposicionados no rosto com um mínimo de cortes, sem remoção de pele ou descolamentos, com menos dor e com recuperação mais rápida. Esse tipo de programação será feito de maneira tal que poucas pessoas perceberão que alguém passou por ela; só se perceberá que a pessoa está bonita e jovem. Esse processo deve ser considerado tanto pelo paciente quanto pelo médico como um trabalho em equipe pela vida afora. Seria mais ou menos como levar o carro para a oficina com regularidade. Nesse caso, a pessoa levaria o rosto para uma manutenção, para evitar acidentes. Garanto que se Helena tivesse nascido em 2013 em vez de 1913, ela não teria se chocado ao ficar frente a frente com sua face, como foi obrigada a fazer naquele dia de 1963.

Capítulo 6

Verdades e mentiras sobre os cosméticos

"Mais que os objetos, as pessoas devem ser restauradas, renovadas, reavivadas, restituídas e redimidas; nunca jogue ninguém fora."
Audrey Hepburn

Era ainda muito cedo na cinza e friorenta manhã de Jamestown, a nova colônia da Virgínia, na América do Norte, quando os profissionais que haviam chegado da Inglaterra no segundo navio de imigrantes começaram a trabalhar. Eles tiravam proveito do abate de animais que acontecia nas fazendas e propriedades da região. A mistura da gordura animal com as cinzas resultava, se eles tivessem sorte, em um produto fantástico, quase místico, com as mesmas propriedades do produto que hoje chamamos de sabão. Na primavera, eles combinavam a gordura excedente dos animais sacrificados com as cinzas que sobravam das fogueiras usadas no inverno. Usavam as cinzas restantes do inverno e misturavam-nas com os restos de gordura do cozimento animal que ficara acumulada durante todo o ano para criar, em termos químicos muito simples, sódio, potássio, sal e ácidos graxos. Assim, segundo dados históricos, eles haviam produzido sabão.

Cercados de mistério, esses profissionais desenvolviam o produto que revolucionou a maneira pela qual as pessoas limpavam a si mesmas e os objetos que possuíam em casa. Surgia na América um novo artesão chamado fabricante de sabão. Muitos dos passageiros vindos para Jamestown nesse segundo navio procedente da Inglaterra eram fabricantes de sabão na Europa. Contravenções, altos impostos e corrupção, conforme o modelo clássico das histórias populares, cercaram o consumo inicial desse produto quase mágico. O negócio era tão próspero que, em 1622, o rei Jaime I assegurou a um fabricante de sabão um monopólio de cem mil dólares por ano. O item de luxo altamente taxado era muito procurado naquela época.

É quase impossível estabelecer o início histórico do sabão, mas material semelhante a ele foi encontrado em lugares como a Babilônia, hoje Iraque, em sítios arqueológicos que datam de 3000 a.C. É provável que os egípcios já o conhecessem e fizessem uso desse tipo de produto para tratar doenças. Seu uso na higiene pessoal encontra-se muito bem descrito em um famoso documento médico conhecido com *Papiro de Éber,* que remonta a 1500 a.C. A melhoria da higiene pessoal atingiu o ápice no Império Romano, com seus célebres e luxuosos banhos.

O sabão era usado pelos ricos e famosos, bem como pelos médicos em seus tratamentos de doenças da pele e na higiene pessoal. O médico grego Galeno desenvolveu o "pai" de todos os cremes hidratantes e recomendava uma substância semelhante ao sabão com objetivos medicinais e de limpeza. É provável que os romanos também tenham contribuído para a denominação "sabão". Apesar das controvérsias, o nome parece derivar de uma montanha da Roma Antiga em que animais eram sacrificados. Nessa montanha, denominada monte Sapo, ocorria um fenômeno a cada chuva. A água da chuva lavava a mistura de gordura derretida dos animais sacrificados. A gordura derretida mesclava-se com as cinzas da lenha usada nos rituais de sacrifício e com o solo argiloso das margens do rio Tibre, produzindo uma mistura que tornava as pedras da base da montanha muito limpas quando comparadas às pedras de outras áreas próximas. As mulheres da região do monte Sapo logo perceberam que aquela mistura podia ser muito útil em suas atividades diárias de lavar roupas e outros utensílios domésticos. O nome "sabão" viria, então, do latim.

A Idade Média foi um período negro na história da humanidade e na história do sabão. Após o declínio do Império Romano, em 476 d.C., houve um tremendo declínio nos hábitos de higiene em toda a Europa. A falta de higiene pessoal nessa época inclui a menor frequência de banhos e está diretamente relacionada ao desenvolvimento de grandes epidemias de peste, particularmente a Peste Negra, que ocorreu no século XIV. No século XVII, o sabão renasceu com extrema força, melhorando as condições e desenvolvendo novos hábitos e estilos de vida, particularmente na Inglaterra, onde era usado na limpeza de roupas, objetos domésticos e na própria higiene pessoal. Tomar banho não era frequente entre a nobreza europeia. A rainha Elizabeth recebia muitas críticas em virtude da incomum frequência com que se banhava. Aos olhos das nobres famílias da Inglaterra, ela tomava banhos em demasia (algo como quatro banhos por ano).

Nos séculos XVI e XVII, os médicos acreditavam que as doenças consistiam em manifestações malignas que tomavam o corpo do indivíduo por meio de suas vias de entrada. A partir dessa premissa, a classe médica concluiu que o banho em excesso alargava os poros da pele e, com isso, deixava o sujeito suscetível a uma doença. Somente no século seguinte, com a ascensão da ciência iluminista, o banho foi reconhecido como um meio de cuidar da saúde. Contudo, várias décadas de cultura avessa ao contato do corpo com a água conseguiram manter certa resistência ao banho. Em vários relatos do século XIX, temos a descrição de doentes que foram obrigados a tomar banho. No Brasil, o hábito de tomar um ou mais banhos por dia é resultado da influência que os índios exerceram sobre os colonizadores europeus, já que os nativos se banhavam frequentemente em rios, lagoas e cachoeiras.

A indústria saponífera, que já era uma significativa fonte de renda das famílias nobres da Inglaterra nos séculos XVIII e XIX, tornou-se uma importante fonte de renda para os habitantes das novas colônias norte-americanas. Em 1850, o comércio total de cinzas que iam dos Estados Unidos para a Europa para o fabrico de sabão era superior a um milhão de dólares por ano. O século XIX testemunhou um marco importante na história do sabonete com uma descoberta do químico francês Nicholas Leblanc. Ele patenteou o processo de fabricação do sabonete usando principalmente material cru. Com isso, a produção de sabonetes tornou-se uma operação de larga escala, e o produto ficou mais acessível para a população em geral. Essa descoberta científica, associada à nova revolução industrial, permitiu que a indústria de sabonetes apresentasse o maior crescimento em meados dos anos 1800.

Até o final do século XIX, o sabão era mais usado na limpeza e na lavagem de roupas do que na higiene pessoal ou cosmética. No entanto, em 1899, algo mudou. Os irmãos Lever criaram um produto de grande sucesso popular denominado Sunshine Flakes. A partir de 1900, esse produto, que se destinava à limpeza doméstica, passou a ser vendido para higiene pessoal. Por causa do sucesso alcançado, a companhia Lever decidiu alterar seu nome. Eles perceberam que Sunshine Flakes era um nome muito comprido e, portanto, difícil de ser apresentado e usado em propaganda. Decidiram-se pelo nome Lux. Entenderam que Lux era um nome cativante, já que em latim "*lux*" significa "luz". Além disso, estabelece alguma relação com a palavra "luxo". Era a combinação perfeita para apresentar o novo sabonete, e não apenas com a finalidade de limpar e lavar roupas, mas também com a de ser usado para higiene pessoal e, mais importante, para o cuidado facial.

Lux, um luxo

O sabonete dos irmãos Lever é um ótimo ponto de partida para nossa história da beleza e do rejuvenescimento facial. Mais importante que o produto, seu lançamento no mercado representou o início de uma batalha muito importante entre campanhas comerciais agressivas e a própria ciência. Pela primeira vez, a indústria valeu-se da propaganda nos meios de comunicação de massa para comercializar um produto que alardeava o rejuvenescimento e a beleza. Infelizmente, a história tem mostrado que um bom plano de vendas tem mais poder de influenciar o público que qualquer estudo científico. Em nome de um bom retorno financeiro, grande número de anúncios enganosos tem sido livremente apresentado ao público.

A história do sabonete Lux alcançou seu ápice em outubro de 1943, quando a Lever Brother Corporation decidiu contratar uma ganhadora do Oscar e outras famosas estrelas de cinema para fazer a propaganda de seu produto. Em um impressionante encarte em exemplares da revista *Silver Screen* podia-se ver Judy Garland jovem e bela. Em 1912, Francis Countway, o novo gerente-geral da Lever, plantou a semente desse bem-sucedido modelo comercial. Judy Garland não foi a única. A fórmula funcionou, e a campanha dos irmãos Lever seguiu adiante. Em 1946, foi a vez de Betty Davis. Ela foi exibida em anúncio do Lux na revista *Good Housekeeping* em outubro de 1946. Muitas outras estrelas vieram depois. Até mesmo os Beatles apareceram em comerciais de produtos dos irmãos Lever em 1967. A campanha consagrou aquele conhecido *slogan*: "Nove entre dez estrelas usam Lux". Quase 60 anos depois, apesar de todo o progresso científico ocorrido, esse incrível *slogan* ainda é usado e continua uma poderosa ferramenta de propaganda. A história do sabonete Lux representa uma forte mensagem para as todo-poderosas companhias farmacêuticas e fabricantes de cosméticos. Hoje em dia, isso constitui um megaempreendimento. No início do século XXI, esse modelo de negócio permanece útil para o comércio de cosméticos e produtos de beleza.

O que usar na pele

Após seis décadas de sucesso, acredito que nem mesmo uma entre dez estrelas de cinema continue a usar o sabonete Lux no rosto com o objetivo de beleza. Pelo menos não *apenas* Lux. Na verdade, não importa que tipo de sabonete se usa. Ele é, de fato, um detergente, uma mistura de gordura vegetal ou animal com álcalis derivados da gordura conhecidos como ácidos graxos. Os ácidos graxos têm uma poderosa ação detergente que permite que a gordura seja misturada e, finalmente, removida. Essa propriedade facilita enormemente a remoção de gorduras e de outros resíduos das superfícies com as quais entram em contato, e, portanto, eles são úteis para finalidades de limpeza. A falta de gorduras no mercado durante a Primeira Guerra Mundial forçou a indústria a procurar alternativas químicas e a descobrir novos métodos de limpeza, o que levou a um grande avanço na produção de detergentes e de sabonetes sintéticos. No entanto, mesmo os produtos altamente tecnológicos atuais podem causar danos à estrutura e às funções da pele normal.

Quanto mais se compreende a estrutura da pele, mais se passa a acreditar que sabonetes e detergentes não deveriam ser usados no rosto em nenhuma circunstância! Os sabonetes convencionais são muito cáusticos e podem remover a proteção natural da superfície da pele. Por causa de diferenças químicas entre a pele e o sabonete, o produto pode causar reação alérgica e queimaduras químicas que, com o tempo, danificam a pele. Se a remoção de resíduos ambientais, maquiagem, excesso de óleo e mesmo certas doenças da pele exigem o uso de algum tipo de produto, devem ser usados os que não contêm sabão ou detergente e que são menos tóxicos para a pele. Há muitos bons produtos desse tipo no mercado.

Se os sabonetes não devem ser utilizados com muita frequência, o que devemos utilizar? O ideal é usar simplesmente a água corrente fria, uma vez que até a água quente pode causar a remoção da camada protetora natural da pele e causar danos. Porém, muitas vezes, por causa de atividades e hábitos como trabalho e uso de maquiagem, é preciso uma limpeza mais eficaz, que somente a água não consegue. Nesse caso, deve ser utilizado um removedor de maquiagem ou um sabão suave, ou ainda um agente de limpeza sem (ou com o mínimo) o elemento detergente do sabão. O jeito mais fácil de saber se há ou não material detergente no produto, de modo que seja menos danoso à pele, é sentir se ele irrita os olhos. Eu sempre digo aos pacientes e aos residentes: se não pode ser colocado no olho, não deve ser colocado na pele. Assim, procure um produto menos detergente. Existem vários demaquilantes no mercado que não causam dano à pele. Para o uso diário na face e no corpo, talvez os xampus para crianças possam ser uma solução mais prática.

Evite contato direto de sabonetes e (especialmente) sabões com a face, e lembre-se que quanto mais espuma o produto fizer,

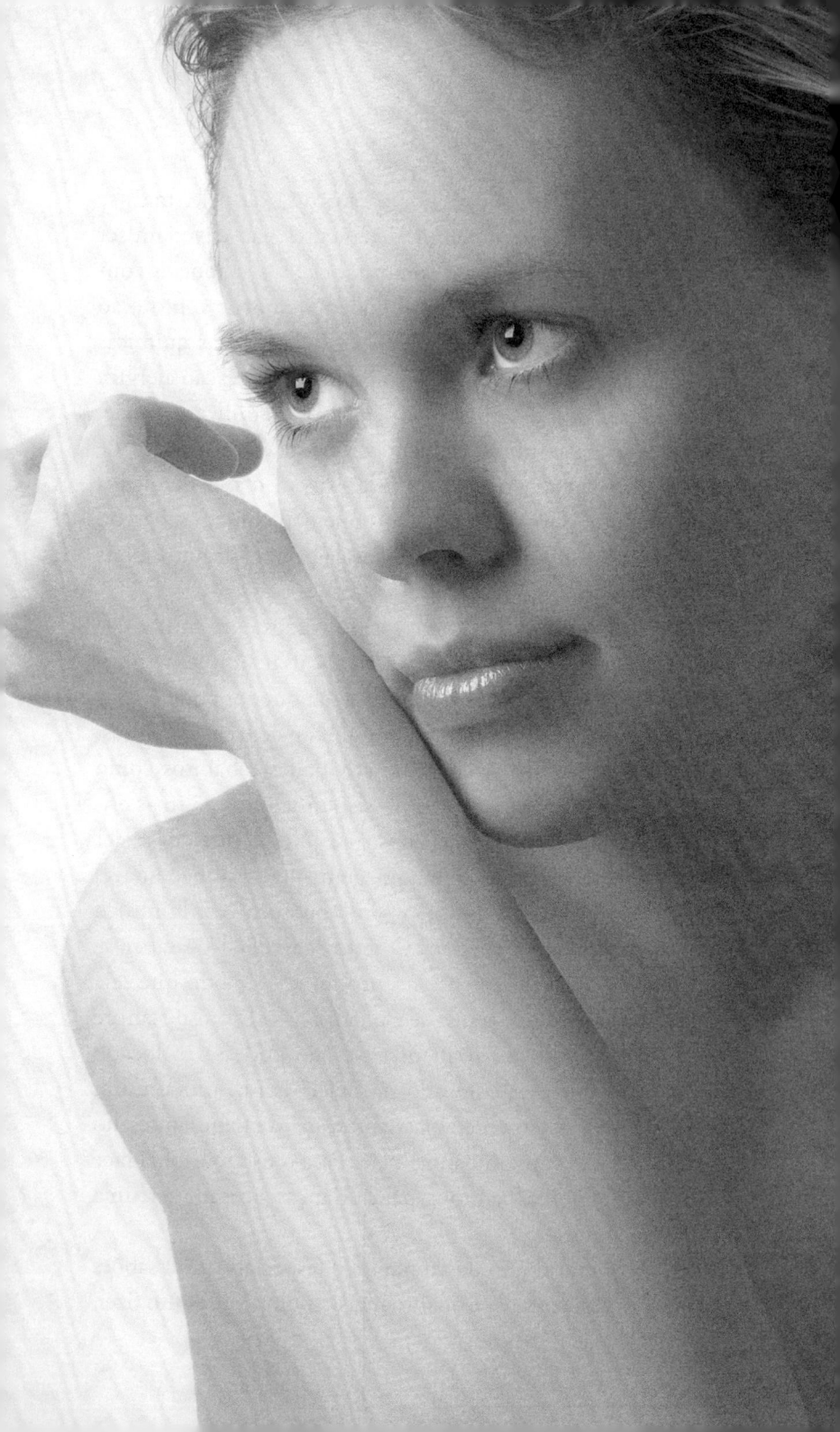

mais detergente há em sua fórmula. Assim, quanto menos espuma fizer o produto, menos dano trará para a pele. O produto ideal, que limpa sem sabão, ainda não está disponível. E sabão ainda é um importante produto para a higiene e para a saúde, especialmente para limpeza das mãos e prevenção de doenças. Em pandemias de gripe, como a suína (influenza H1N1), a lavagem das mãos foi uma das medidas mais eficazes contra a doença. Mas o uso na face de sabões, sabonetes e detergentes deve ser evitado ao máximo.

Naturalmente, as intensas campanhas de marketing continuam empurrando os sabonetes, e o Lux continua firme em seu caminho. Se alguém for ao supermercado, verá diversos sabonetes que garantem que conservam a pele jovem e bonita. No entanto, embora eles ainda estejam nas prateleiras dos supermercados e os anúncios ainda continuem apregoando benefícios faciais, duvido que alguém veja celebridades procurando ali sabonetes para esse tipo de cuidado. Baseado no conhecimento atual a respeito da pele, o sabonete convencional não é sugerido para cuidados faciais e muito menos para rejuvenescimento facial.

Os médicos, em algumas situações especiais, fazem algumas exceções. Os sabonetes nunca devem ser usados na face de maneira habitual. A preferência, hoje em dia, é recomendar produtos não tóxicos, possivelmente produtos naturais, com estrutura química compatível com a delicada estrutura da pele. As novas tecnologias permitem o acréscimo de produtos como vitaminas, nutrientes e antioxidantes aos modernos produtos de limpeza usados na higiene da pele. Essa é uma tentativa de proteger sua superfície fina e delicada. Os sabonetes, com sua rica história, tiveram e ainda têm um papel importante na promoção da saúde, mas, definitivamente, não como rejuvenescedor facial. Os sabonetes, com sua misteriosa história, sucessos e promessas, nos dão uma importante lição: deve-se avaliar qualquer campanha comercial de qualquer produto com um olhar crítico. É importante não esquecer o bom senso, que diz que se alguma coisa parece boa demais para ser verdadeira provavelmente não é mesmo.

Do Lux ao laser

Em termos de recursos de estética, nos últimos cem anos fomos do sabonete ao laser. O que virá nos próximos cem anos não se pode sequer imaginar! Não é muito fácil rastrear o início da antiga medicina estética, mas não há dúvida de que, em 40 séculos de história, nada se compara às contribuições do século XX. Foi o período mais importante no que diz respeito à medicina estética, especialmente no que tange ao rejuvenescimento facial. O século XX quebrou todos os recordes de saúde com o desenvolvimento das tecnologias da moderna cirurgia plástica concebidas e desenvolvidas nesse período.

No século XX, apesar de problemas econômicos e sociais, de duas grandes guerras e sérios problemas econômicos que abalaram o mundo, a vaidade ainda prevaleceu. Cuidados faciais simples e baratos tornaram-se muito populares. Creme para peles secas e outros hidratantes tiveram impressionante desenvolvimento. Logo depois da Segunda Guerra Mundial, a situação do mundo melhorou, e também os recursos para rejuvenescimento facial. Finalmente, o foco e o dinheiro dos governos e das grandes corporações puderam se voltar para algo que não fosse apenas armas. A grande beneficiária foi a medicina. Houve uma explosão de progresso em praticamente todas as áreas.

O sabonete Lux e sua campanha de vendas foram um marco da divulgação dos tratamentos e possibilidades de beleza com a cosmética. A partir dos anos 1940, observou-se o desenvolvimento das bases para o progresso do rejuvenescimento facial: a cirurgia plástica, os produtos farmacêuticos e os instrumentos de alta tecnologia. O desenvolvimento da anestesia geral, a transfusão de sangue, os instrumentos cirúrgicos mais sofisticados e as máquinas mais avançadas permitiram o aprimoramento dos procedimentos médicos realizados apenas por razões estéticas. A cirurgia plástica e os procedimentos que têm como objetivo a beleza e o rejuvenescimento tornaram-se possíveis, seguros e muito mais populares entre a classe alta e as celebridades do cinema. Além disso, no século passado houve uma combinação sem igual entre ciência e marketing, que se complementaram para levar os procedimentos estéticos e as técnicas de rejuvenescimento facial a todos, em todos os lugares. O sonho de beleza e juventude impulsionou a indústria e a tecnologia. A indústria realimenta novamente o sonho com uma sinergia nunca vista anteriormente. Esse ciclo leva o setor cosmético a patamares imprevisíveis. Estima-se que, na virada para o século XXI, tenham sido gastos mundialmente cerca de 5 bilhões de dólares em cosméticos apenas para cuidados da pele.

Em meados do século XX, os pesquisadores passaram a dispor de dinheiro para tirar as pesquisas do papel e transformá-las em realidade. A convergência do velho e do novo fez com que as décadas de 1950 e 1960 fossem muito importantes para os cuidados com a saúde! A cirurgia tornou-se finalmente confiável e segura, pois podia ser realizada extensivamente, mesmo com objetivos estéticos apenas. O ano de 1950 chegou com grande energia! Todo mundo queria parecer bem, e isso seria então possível.

Durante a guerra norte-americana no sul do Pacífico, muitos soldados sofreram sérias queimaduras de sol. O farmacêutico Benjamin Greene decidiu criar algo que pudesse proteger os soldados dos maléficos raios solares e inventou uma substância vermelha e viscosa, que denominou *red vet pet* (de *red veterinary petrolatum*, ou petrolato veterinário vermelho). Ela fazia, principalmente, um bloqueio físico dos raios solares por meio de uma espessa substância originária do petróleo semelhante à vaselina. Para atender essa e outras demandas existentes, a oferta e o uso de produtos para a pele se tornou comum, não apenas para a pele seca, mas também para o rejuvenescimento. O clamor por produtos antirrugas e contra o envelhecimento fez dos cremes hidratantes uma necessidade. O público, ansioso, desejava-os, e a indústria cosmética respondia à demanda com centenas de produtos, instrumentos e tratamentos faciais. Os médicos também reagiram com a mesma intensidade. Novas cirurgias surgiram e, entre elas, a cirurgia símbolo dessa época, o lifting facial, tornou-se corriqueiro e universal.

As décadas de 1970 e 1980 foram notáveis pela grande intensidade, pela alta velocidade e, a despeito do abuso de drogas e da intensa vida noturna, pelos exercícios e pela modelagem corporal, que se tornaram parte da vida diária e um símbolo de juventude. Ginásios esportivos e academias de ginástica se multiplicaram, e os estudos de ciência básica também fizeram sua parte. Dos laboratórios das universidades vieram mais informações a respeito da pele e de suas funções, e houve melhor compreensão dos processos de envelhecimento. Das companhias farmacêuticas chegaram muitos novos compostos para combater a velhice e manufaturar beleza e juventude.

A alimentação tornou-se medicina e a medicina tornou-se alimentação. Como informa sabiamente um relatório da American Academy of Dermatology: "As velhas vitaminas aprenderam novos truques". Isso mostra a força dos novos produtos usados para combater o processo de envelhecimento, como as vitaminas antioxidantes C, E e A. O doutor Klingman consolidou o termo "cosmecêutica" e mostrou os benefícios do ácido retinoico e de produtos similares. O rejuvenescimento facial chegou para ficar como parte das rotinas diárias de todos em grau maior ou menor. Finalmente, o laser passou a ser amplamente usado como recurso na medicina estética, com grande impacto sobre a medicina como um todo. Embora existisse desde 1960, foi apenas na última década do século passado que ele assumiu um papel central no rejuvenescimento facial. O laser e outras tecnologias baseadas em feixes luminosos foram as estrelas dos tratamentos faciais no final desse século fantástico.

Creme hidratante: inocente ou culpado?

No século II d.C., o médico grego Galeno desenvolveu a fórmula para uma nova medicina: uma parte de cera branca era derretida e acrescida de três partes de óleo de oliva. Ele acrescentava a essa composição alguns botões de rosas e misturava tudo em bastante água. Obtinha, assim, o que mais tarde se denominou "creme frio". Como ele exercia suas atividades em Roma, tornou-se o principal médico dos gladiadores e deixou várias contribuições importantes à medicina. Galeno nunca teria acreditado que uma de suas contribuições mais simples, o creme frio, se tornaria a peça central da bilionária indústria de cosméticos e beleza do século XX.

Ao longo do tempo, várias modificações foram feitas na fórmula básica, e novos ingredientes foram acrescentados, mas a base do produto continuou a mesma. Se o creme frio de Galeno foi o "pai" dos cremes hidratantes, não há dúvida de que a "mãe" de todos os hidratantes nasceu das mãos do doutor Thereon T. Ponds. Ele iniciou sua formulação pouco antes da guerra civil americana. Sua companhia cresceu e em 1961 se tornou muito conhecida com o creme Ponds. O Ponds tornou-se o mais conhecido de todos os cremes hidratantes e, desde 1976, conserva a mesma fórmula. Sua vida comercial é tremendamente bem-sucedida. Pode-se dizer que o creme Ponds deu início à era moderna dos cremes hidratantes, embora tenha sido criado para o tratamento de pele seca. Suas propriedades foram exageradas, e algumas vezes propagandas enganosas relacionaram esse produto ao rejuvenescimento, com propriedades antiaging.

Pele seca, envelhecimento e hidratantes

Uma pele macia e sedosa, bem hidratada, não parece estar relacionada a hidratantes. Dois bons exemplos são a pele das crianças e a condição pós-barba da pele. No caso dos homens, o ato de barbear-se remove as células mortas e velhas da superfície da pele, e essa remoção dá a sensação de lisura e sedosidade ao tecido da face. No caso das crianças, elas tiveram menor exposição a fatores como a luz solar. Existem indícios de que os hidratantes causam mais danos à pele que benefícios, pois podem exacerbar problemas dermatológicos como acne, rosácea, seborreia e poros entupidos. Na maioria das pessoas, a pele seca é algo temporário, causada provavelmente por fatores externos, como frio, vento e luz solar. O problema pode ser corrigido assim que a causa for removida, e o processo natural de restauração da pele assume seu lugar.

Os problemas clínicos de restauração de pele e de rejuvenescimento dérmico são um processo complexo e precisam ser vistos como tal. Essa situação não pode ser alterada sem a correção da função e da estrutura da pele normal. O uso diário de cremes hidratantes, apesar da enorme propaganda e publicidade, é extremamente maléfico à saúde da pele. Na verdade, o uso diário do creme hidratante leva a uma pele sensível, inflamada e envelhecida. A pele de quem usa creme hidratante diariamente é mais velha seis semanas ou mais que a pele de quem não os utiliza. Pele não precisa de creme hidratante. Pele precisa de esfoliação, nutrição, controle de inflamação e oxidação e, finalmente, proteção.

A pele possui um bem conhecido ciclo regular que deve ser respeitado. O uso ocasional e temporário de cremes hidratantes pode ser benéfico e importante em alguns casos, como naqueles em que existe grande desconforto na pele por causa de algum fator intrínseco ou extrínseco, como, por exemplo, danos causados por produtos químicos, traumas mecânicos, frio, etc. Eles devem ser usados e são indicados nessas situações porque ajudam a proteger a pele danificada, dando conforto à pessoa. Mas mesmo nessas condições, o uso de hidratantes deve ser feito apenas por um curto período de tempo. O uso prolongado de hidratantes não acarreta benefícios à textura, aparência ou condição de sanidade da pele. Eles não devem ser usados diariamente e não trazem benefícios para a saúde e nem o rejuvenescimento da pele, como insistem as grandes e caríssimas campanhas publicitárias.

Não há nada de errado com os hidratantes. O problema está na divulgação, pela mídia, de promessas incorretas ou exageradas e fora do contexto sobre os benefícios do produto. Não existe magia. Não é possível realizar rejuvenescimento da pele apenas usando cremes. Parece-me que, no caso dos hidratantes, errados são os mensageiros e não a mensagem. Milhões de pessoas não podem estar enganadas. Há ótimos produtos no comércio, desde que a pessoa saiba o que está usando e para que finalidade.

Sua expectativa deve estar baseada na realidade. Entretanto, todos os anúncios devem ser vistos com considerável espírito crítico e é preciso repudiar o conceito de que os hidratantes são produtos superpoderosos. Por isso, parece-me que culpada é a indústria cosmética e não os cremes hidratantes. As condições da pele não podem ser corrigidas com a simples aplicação de um creme; é preciso passar por uma avaliação médica antes, para poder fazer os tratamentos e os procedimentos adequados. Cada caso deve ser tratado como um caso independente. Portanto, hidratantes podem ser usados com a finalidade correta e não com falsas pretensões.

Os riscos do uso prolongado de hidratantes

O uso prolongado de hidratantes pode produzir três efeitos adversos importantes: hábito, sensibilidade e até mesmo aceleração do processo de envelhecimento. O hábito resultante do uso de hidratantes pode dar a falsa sensação de melhoria da secura. O hidratante sobre a pele mascara a deficiência e os problemas dérmicos, mas, à medida que ele desidrata e evapora, a pele se torna novamente exposta e as deficiências são até mesmo mais graves porque, de fato, o hidratante não alterou nada na estrutura da pele propriamente dita. É importante lembrar novamente a situação do homem depois de fazer a barba e a da criança depois de lavar seu rosto: embora algumas vezes sintam uma sensação de secura, em poucos minutos essa sensação melhora, com ou sem aplicação de hidratantes. A pessoa que usa hidratante todos os dias, durante vários dias ou várias vezes por dia, não consegue tolerar a sensação de secura e continua usando o hidratante, que se tornou um hábito. A sensibilidade resultante da contínua aplicação do creme hidratante diminui o nível de esfoliação da pele velha e, consequentemente, afeta o ciclo normal, o que prejudica a formação de pele nova e saudável.

Geralmente, após alguns anos de uso diário de creme hidratante, as pessoas apresentam pele muito seca e sensível. A pele sensível se caracteriza por ficar facilmente irritada por fatores como vento, frio, maquiagem e outros produtos faciais. Essa sensibilidade leva ao uso de mais creme hidratante, o que aumenta o hábito e, consequentemente, aumenta a sensibilidade, e isso logo se torna um ciclo vicioso. Embora haja uma ampla crença de que os hidratantes têm efeito benéfico sobre as rugas, a verdade é que o uso prolongado de hidratante leva ao hábito, o que aumenta a sensibilidade da pele, o que, por sua vez, leva a uma necessidade maior de hidratante. Muitos estudos científicos demonstram que mulheres dependentes de hidratantes têm pele mais sensível, com sinais de idade e mais rugas. A pele é geralmente fina e seca, com claros sinais de doença, intolerante à maquiagem. É fácil compreender que a pele facial da criança é a ideal, mas não por causa do uso diário de hidratantes. O tipo de vida e a rotina das crianças definitivamente não incluem o uso de hidratantes. Portanto, o que hoje chamamos de pele saudável, ou bela e jovem, está mais relacionado à função e à distribuição das células, como se elas estivessem no teto de uma casa, do que à presença ou ausência de qualquer creme.

Por tudo isso, hidratantes usados diariamente podem trazer mais problemas que benefícios. Hidratantes não restauram a pele danificada e nem são capazes de impedir o envelhecimento. É errado e quase maldade dizer que, se uma mulher não usa hidratantes, sua juventude e beleza estarão para sempre perdidas. O poder de mercado das grandes empresas é tão presente em nossa sociedade que até mesmo médicos especializados no tratamento da pele recomendam o uso frequente de hidratantes. Somente um contínuo programa de restauração pode corrigir o problema. É importante compreender que a aparência e a saúde da pele dependem do perfeito funcionamento de suas células, associado a fatores internos, como níveis ideais de hormônio, nutrição adequada e, naturalmente, ingestão de água. A hidratação da pele vem muito mais da água que bebemos do que dos hidratantes que utilizamos. A hidratação deve acontecer de dentro para fora, e não de fora para dentro.

Embora os cremes hidratantes eventualmente ajudem no tratamento da pele seca, é importante enfatizar os riscos de seu uso diário e crônico. Algumas linhas finas e rugas podem ser mascaradas por causa do depósito de creme sobre elas, mas esses efeitos são temporários e não correspondem propriamente a ação na estrutura da pele. Após poucos meses de uso, a pele pode se tornar dependente, e o uso constante pode vir a ser necessário. É muito comum ouvir pacientes mencionarem como sua pele voltou a ficar seca, com frases como: "Minha pele é tão seca que eu preciso usar hidratante todo o tempo". Esse não é um comentário raro ou inusitado. Quase perco a paciente quando digo para ela não usar creme hidratante! Sou capaz de apostar que não há uma residência sequer no Brasil que não tenha algum tipo de creme hidratante. As grandes empresas realmente fizeram o dever de casa e todos compraram a ideia.

Se os cremes hidratantes não devem ser utilizados, e nem o sabão, o que devemos usar para ter uma pele saudável e bela? O que usar para ter aquela sensação de limpeza e conforto tão agradável após o banho, após a praia, e antes de sair de casa? Felizmente, a resposta para essas perguntas existe e há ótimos produtos no mercado, que tratam a pele adequadamente, ajudam a rejuvenescer e dão aquela sensação de limpeza e conforto sem causar danos. Lembre-se de que o segredo da pele está em nutri-la adequadamente e remover as camadas de células mortas. O processo de remoção das camadas de células mortas da pele é chamado de esfoliação e constitui-se no fator mais importante para a produção de células novas. Uma pele esfoliada é uma pele jovem e saudável. O processo é muito parecido com o que fazemos com a cebola quando cozinhamos ou como tratamos as palmeiras do jardim. A sensação de pele seca e irritada tem mais a ver com falta de esfoliação do que com falta de hidratação. Além disso, é preciso controlar a inflamação e a oxidação, e as vitaminas são muito boas para isso, especialmente a vitamina C e a vitamina A ácida. Finalmente, a proteção deve ser feita com um filtro solar que proteja contra os raios ultravioleta do tipo A e B. É importante lembrar que a nutrição e a saúde da pele vêm de dentro para fora. É como eu sempre digo: a gente precisa regar a roseira e não a rosa!

Capítulo 7

Beleza, sol e bronzeamento

"A saúde é um estado de completa harmonia entre corpo, mente e espírito. Quando alguém está livre de deficiências físicas e de perturbações mentais, as portas da alma se abrem."
B. K. S. Iyengar

Existe algo de especial em ficar bronzeado. Por quê? Quando começou essa verdadeira obsessão pelo bronzeamento? Há muito tempo, o bronzeado está associado a beleza, sucesso e ócio. De novo, o século XX se destaca. Até o século XIX, a exposição ao sol estava relacionada à pobreza e às mais baixas classes sociais. A nobreza e os ricos não precisavam trabalhar fora de casa, não se expunham ao sol e consequentemente não ficavam bronzeados. A expressão "pescoço vermelho" é um dos sinais dessa época, comumente ouvida nos Estados Unidos. O que chamam de pescoço vermelho é, de fato, um indivíduo que ficou sob intensa exposição ao sol. Esse bronzeado não esteve na moda durante muito tempo. Os indivíduos das classes superiores faziam questão de conservar a pele clara, tão clara que as veias podiam ser vistas. A cor das veias sob a pele era azulada; era comum no século XIX ouvir as famílias dos ricos, assim como a nobreza, serem chamadas de "indivíduos de sangue azul". Tudo mudou com a virada do século.

As duas primeiras décadas do século XX foram marcadas pelo uso da exposição solar para oferecer bem-estar em casos de anemia, fadiga e até mesmo tuberculose. Sem antibióticos ou outro meio efetivo de tratamento, muito pouco podia ser feito em relação a infecções crônicas. A terapia solar, ou os banhos de sol, eram parte obrigatória dos programas para cura de tuberculosos no início do século em todo o mundo. Das doenças para a saúde, depois para a Riviera Francesa, o bronzeamento solar alcançou os desfiles de moda ao redor do mundo. Dizia-se que a estilista francesa Gabrielle Coco Channel considerava o bronzeado um sinal de beleza e de saúde. A moda atingiu Hollywood com o desenvolvimento dos filmes em cores, e a ideia estendeu-se ainda à vida pessoal dos astros e das estrelas do cinema; muitas modelos e atores passaram a bronzear-se. A supermodelo Gisele Bündchen e a estrela cinematográfica Jennifer Aniston são bons exemplos desse estilo de vida.

A despeito dos riscos bem conhecidos, o bronzeado solar ainda é muito popular. Todo santo dia, milhões de pessoas usam camas bronzeadoras e milhões gozam da luz solar natural. Exercícios, esportes e outras atividades ao ar livre também são associados ao bronzeamento da pele. Quem não se lembra dos filmes de Elvis Presley na praia, ou das melodias dos Beach Boys, que alcançaram o topo das paradas de sucesso nos anos 1960? Nada parecia resistir à mídia, nem mesmo o bronzeado, que estava em todo lugar. Nos anos 1970, a associação entre beleza e bronzeado tornou-se muito clara. Farrah Fawcett, atriz de um famoso programa de TV dos anos 1970, recentemente falecida, fez do rosto bronzeado e do sorriso faiscante um símbolo de sensualidade e beleza. Alguns anos depois, Bo Derek levou o *glamour* do bronzeado a todo o corpo. Finalmente, apesar dos conselhos médicos, todo mundo quis se bronzear, sem nenhuma razão aparente. Se as pessoas ainda querem uma cor bronzeada, o jeito é saber como se bronzear com o menor risco possível para a saúde.

Bronzeamento artificial

O bronzeamento solar definitivamente é muito popular entre as mulheres jovens; entretanto, todos, em todas as idades, parecem apreciá-lo. O poder da indústria cosmética usa forte propaganda para vender os produtos, e a comunidade médica está preocupada por causa dos bem conhecidos danos ao corpo humano causados pela radiação ultravioleta, também chamada de UV. Milhões de dólares são empregados todo ano em pesquisas que procuram encontrar uma forma segura de bronzeamento, mas até agora não existe nada. Todas as técnicas de bronzeamento são semelhantes. A mais comum, naturalmente, é o bronzeamento pela luz natural do sol.

No final dos anos 1960 e início dos 1970, um equipamento especial importado da Europa fez sua estreia nos Estados Unidos e obteve grande sucesso também no Brasil, aonde chegou na década de 1980. Esse equipamento diferente tem uma única radiação, que estimula a pele a produzir seu pigmento natural, a melanina, e é conhecido como cama bronzeadora. Sua indústria proliferou-se a partir de meados dos anos 1970 e permanece um empreendimento muito rentoso: as camas são usadas em clínicas de bronzeamento, salões de estética e até mesmo em residências.

A cama bronzeadora está em todo lugar. A despeito das alegações de segurança, os fatos são claros: ela apresenta os mesmos riscos à pele que a luz solar, como a aceleração do envelhecimento, veias rompidas, rugas e câncer de pele. O câncer de pele é o mais comum em seres humanos: um em cada três casos de câncer são de pele, e a causa mais importante no seu desenvolvimento é a radiação UV do sol ou das luzes das camas bronzeadoras.

Para manter a aparência de bronzeado, mas evitar os danos da radiação, a indústria cosmética está investindo bastante no que tem sido chamado de "bronzeado sem sol", na forma de pílulas, cremes e outros produtos químicos que simulam a pigmentação da pele sem a necessidade de expor-se ao sol. Infelizmente, o século XX terminou, e o bronzeado sem sol ainda não foi criado. A comunidade médica coloca suas esperanças nesse tipo de bronzeamento porque ele é o único que não apresenta os riscos de provocar câncer de pele.

Mas sol é bom?

Afinal, a luz solar é boa? Naturalmente que sim, pois nos faz sentir bem, melhora o estado de espírito e o nível de energia. Há uma série de vantagens bem documentadas do que se chama "banho de sol", e uma das mais importantes é a produção de vitamina D. A luz do sol, ou mesmo a radiação das camas bronzeadoras, é importante para produzir vitamina D no nível cutâneo. A vitamina D também ajuda a formar ossos fortes; portanto, existe um grande benefício, além do bronzeado, na exposição moderada ao sol. Não obstante, esse benefício não surge sem um preço, e ele é muito elevado. Um excesso de exposição ao sol causa sérios danos à pele e acelera o processo de envelhecimento. Rugas, manchas escuras e câncer de pele estão entre eles. A luz solar tem diferentes níveis de radiação; a infravermelha e a ultravioleta (UV) são as mais importantes, principalmente a UV, que pode ser dividida em UVA, UVB e, mais recentemente, em UVC, que é uma radiação preocupante. Uma das razões está na destruição da camada de ozônio, que nos protege das radiações solares. Os buracos na camada de ozônio podem permitir a passagem de UVC, que causa danos significativos à pele. Todos os raios UV danificam a pele, e esses danos são permanentes. Muito pouco pode ser feito por nosso corpo para proteger-se desses danos.

Apesar de as camas bronzeadoras apresentarem alguns benefícios físicos além dos psicológicos, a maior parte da literatura médica concorda que elas também não representam uma opção segura de bronzeamento. Embora a radiação UV seja diferente de uma cama para outra, geralmente elas contêm menos UVB e significativamente mais UVA que a luz solar natural. Isso ocasiona menos queimaduras solares, mas não um bronzeamento seguro, porque com o tempo os raios UVA provocam alterações cutâneas que podem levar também ao câncer de pele. Essa radiação produz radicais livres que também podem danificar diretamente o DNA, a parte mais importante de nossas células. Em um curto período de tempo, os raios UV causam dano e produzem uma queimadura muito dolorosa.

Com o passar do tempo, essa cama causa sinais prematuros de envelhecimento, e já são milhões os casos de câncer relatados todos os anos. É verdade que as camas bronzeadoras podem ser benéficas para doenças como vitiligo e psoríase. Além disso, ajudam a aumentar a resistência dos ossos pela produção de vitamina D. Há também efeitos no nível da energia. O paciente se sente com mais energia e com melhor disposição depois de uma sessão na cama de bronzear. Também é verdade que ela permite um ambiente mais controlado, pois é possível monitorar a quantidade de radiação, o que não pode ser feito com o sol. Não obstante, todos esses benefícios não superam os riscos. O uso de camas bronzeadoras deve ser feito sob os mesmos cuidados que a exposição ao sol. Se você deseja bronzear-se, pode usar a cama bronzeadora, que é mais controlada, e monitorar o tempo e a intensidade, mas ainda assim precisa tomar algumas precauções.

Cuidados ao se bronzear

Se você quer se bronzear em uma cama bronzeadora ou com exposição ao sol, deve considerar alguns pontos importantes. Consulte um médico antes e discuta com ele que tipo de pele você tem. Isso é muito importante, porque uma queimadura é prejudicial à pele, e o que você está querendo é um bronzeado. Alguns tipos de pele queimam mas não bronzeiam. Peles com nevos e outras lesões devem ser examinadas antes da exposição ao sol ou a uma cama bronzeadora. Discuta com seu médico sobre qualquer medicação que você esteja usando para evitar uma reação cutânea. Certos medicamentos podem aumentar a sensibilidade da pele ao sol, e alguns médicos aconselham que os pacientes evitem bronzear-se enquanto tomam determinados remédios, pois têm maior risco de apresentar exantemas, queimaduras e outras reações. Um bom exemplo dessas drogas são os antibióticos, como a tetraciclina e a doxiciclina. Muitos outros antibióticos, medicamentos para doenças cardíacas e qualquer droga que contenha sulfa podem aumentar o risco de lesões na pele e complicações com a exposição à radiação.

Limite o tempo de exposição ao mínimo adequado ao seu tipo de pele. Se você não consegue evitar, faça pequenas e frequentes exposições ao sol ou à cama bronzeadora; dessa forma, sua pele ficará mais preparada. De qualquer maneira, use sempre

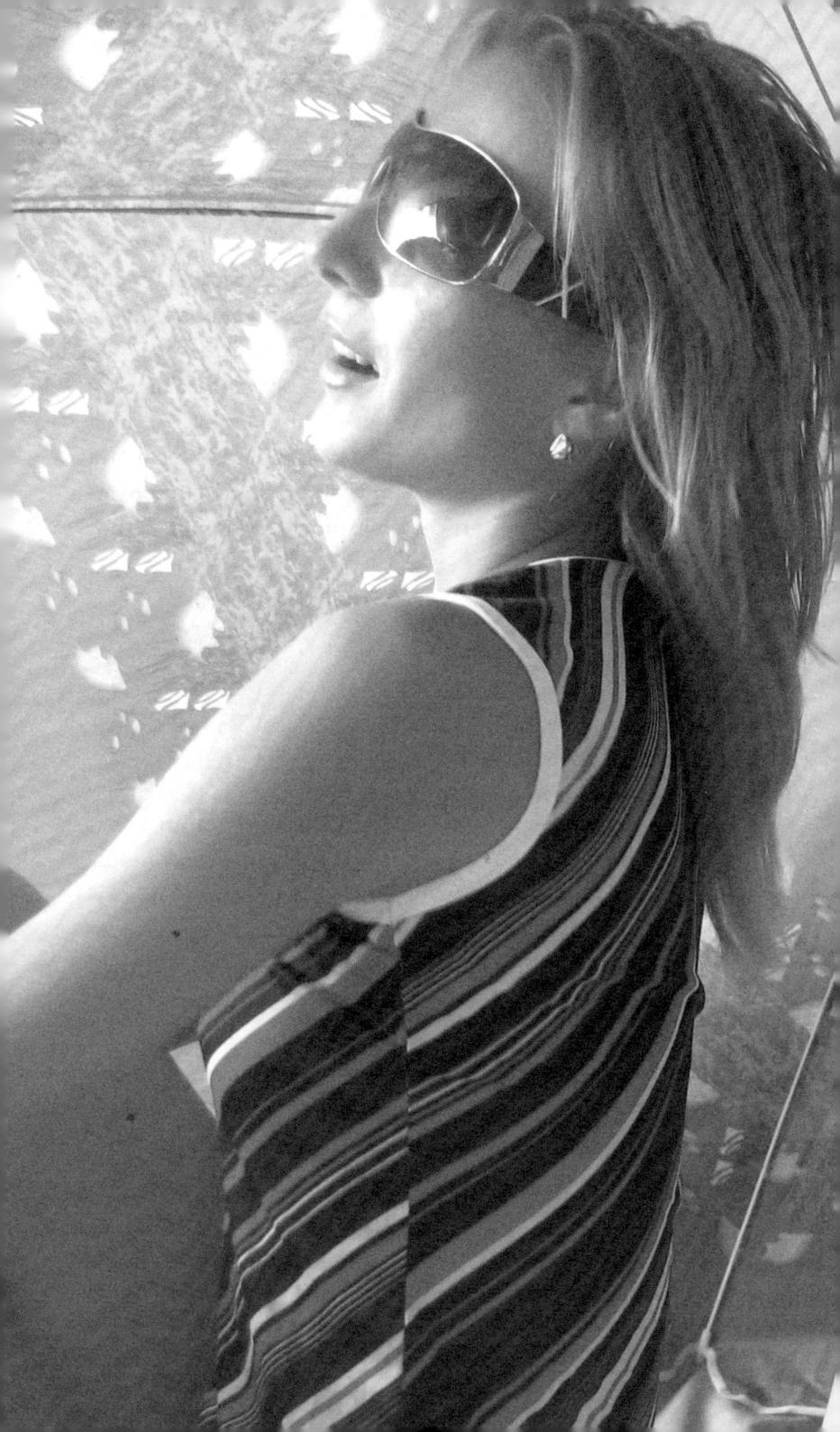

bloqueador solar e proteja os olhos. Moderação é a palavra mágica. Na cama bronzeadora, 15 a 20 minutos são equivalentes a ficar um dia inteiro na praia. Vários dermatologistas dizem que esses cuidados não são suficientes. É necessário lembrar que as camas bronzeadoras são parte de uma indústria de 5 bilhões de dólares, com um tremendo material de propaganda para convencer que oferecem menos riscos que o próprio sol. Essa é uma história muito parecida com a do tabaco, e não existe segurança em fumar. Se você decidir fazer um bronzeamento, é recomendável que conheça bem os riscos e que procure diminuir a exposição tanto quanto possível.

Bronzeamento sem sol

Numa tentativa de resolver o dilema entre ter uma aparência bronzeada e evitar os riscos do bronzeamento, a indústria cosmética e a comunidade médica têm trabalhado bastante para desenvolver o bronzeamento sem sol. Ele é feito com um importante produto que proporciona um efeito cosmético de bronzeado sem os danos provocados pela luz solar e pela radiação da cama bronzeadora. Também pode ajudar pacientes com problemas médicos, como vitiligo, albinismo e outras doenças que alteram a cor da pele. Desde os anos 1960, diversas drogas têm sido desenvolvidas para realizar esse trabalho. Definitivamente, uma das mais importantes é a dihidroxiacetona, ou simplesmente DHA. Esse é o único ingrediente ativo aprovado pelo Food and Drug Administration (FDA), dos Estados Unidos, para bronzeamento sem sol. A DHA age em interação com as proteínas da camada superficial da pele e produz um efeito escurecedor. Embora não seja perfeito, pelo menos fornece certo grau de conforto.

Há diversos produtos no mercado que podem proporcionar algum grau de conforto, e que também ajudam a ter uma cor de bronze mais natural, como o bronzeado solar. A despeito dos intensos anúncios, as pílulas bronzeadoras contêm produtos como carotenoides, frutas, vegetais e produtos farináceos. O mais comum é um produto químico derivado da pré-vitamina A, que produz uma pele de cor amarelo-amarronzada; entretanto, esses produtos não são aprovados pelo FDA e não devem ser usados por causa dos perigosos efeitos colaterais. Não existe um bronzeamento perfeito sem sol. Não há dúvida de que a tendência é haver produtos químicos aplicados sobre a pele em forma de creme ou na forma de *spray*, que agem nas camadas superficiais da pele e produzem uma aparência de bronzeado solar sem riscos. Em poucos anos, podem-se esperar grandes avanços nessa área. Por causa, entretanto, dos diversos elementos químicos desses produtos, podem ocorrer reações cutâneas, reações alérgicas e outros problemas, dependendo do tipo de pele. O aconselhamento médico é muito importante para decidir que tipo de bronzeamento fazer.

Bloqueador solar, filtro solar e tipos de pele

Nos dias mais difíceis da Segunda Guerra Mundial, a última coisa com que os soldados se preocupavam era a queimadura do sol. No calor da batalha, os bravos soldados lutavam com sucesso pelo fim do conflito, mas não sem pagar um preço bem alto, especialmente na pele danificada. Foi nesse ambiente hostil que os primeiros filtros solares nasceram. O soldado da força aérea norte-americana Benjamim Green fez parte de uma equipe que desenvolveu uma fórmula especial que era aplicada na pele dos soldados para protegê-los nos campos de batalhas. Era um creme de aparência estranha, que foi chamado de *red pet vet*. Para proteger a pele do sol, os soldados usavam um linimento feito à base de petróleo. Por causa da natureza grudenta do produto, foi-lhe dado o apelido de "vermelho grudento". Benjamin Green mais tarde tornou-se farmacêutico e, em 1944, usou sua invenção para desenvolver o primeiro produto comercial para proteção contra queimaduras solares.

O invento logo se tornou um símbolo de proteção do sol. O produto de Green mais tarde ficou conhecido como Coppertone, creme bronzeador solar. Foi o primeiro produto para cuidado com o sol liberado para os consumidores em geral. Em diversas praias, muitas pessoas começaram a desfrutar dessa novidade, que passou depois por significativas melhorias. Green e sua mulher aprimoraram a mistura com manteiga de cacau e jasmim; o "vermelho grudento" ficou muito mais tolerável. Nos anos 1950 e 1960, avanços na área científica aumentaram o conhecimento sobre proteção solar. O químico Eugene Schueller, que reivindicava ter inventado um filtro solar no final dos anos 1930, desenvolveu um dos estudos mais importantes da época. Ele foi também o fundador da L'Oreal, uma empresa de cosméticos que se tornou muito famosa. A discussão a respeito dos riscos e dos benefícios do bronzeado solar *versus* proteção solar foi levada adiante em 1979, quando o FDA concluiu que os filtros solares seriam úteis na prevenção do câncer de pele. Nas últimas duas décadas do século XX, o extenso conhecimento a respeito da pele, das suas funções e da natureza da radiação solar definiu a necessidade de proteger a pele muito mais efetivamente. Em 1980, a Coppertone desenvolveu o primeiro filtro solar com proteção contra UVA e UVB ao mesmo tempo.

Usar camisa de mangas longas, calças ou saias compridas e até um chapéu pode reduzir o dano cutâneo provocado por radiação. Além disso, manter a saúde da pele com proteção adequada pelo uso de filtro solar ajuda a prevenir os danos provocados pela exposição ao sol. Não obstante, a única maneira verdadeira de evitar os problemas é ficar longe do sol. O bronzeado em si é a prova visível de que a pele foi prejudicada. Portanto, é impossível ficar bronzeado sem prejudicar a pele. O uso de filtros e bloqueadores solares tem sido universalmente recomendado.

Fator de proteção solar

Há diferentes tipos de filtro solar. A eficácia do produto é indicada por um número conhecido como *fator de proteção solar*, ou simplesmente FPS, que pode ser calculado pela relação entre os minutos de luz solar necessários para produzir vermelhidão em pele desprotegida *versus* em pele protegida do sol. Por exemplo: se sem filtro solar a vermelhidão aparece em 15 minutos, com um filtro solar de FPS 10 é possível ficar até 150 minutos exposto ao sol sem apresentar vermelhidão. Além do FPS, alguns filtros solares protegem contra UVB e outros contra UVA, ou contra ambos. Alguns agentes químicos bloqueiam fisicamente a luz UV, como é o caso do óxido de zinco ou do dióxido de titânio.

Esses produtos são chamados de bloqueadores solares por causa de sua eficiência em bloquear a luz UV. É importante compreender que o FPS do filtro solar indica a extensão do tempo durante o qual o produto oferece proteção contra o sol e não necessariamente a força do produto. O FPS 15 não é três vezes mais forte que o FPS 5. Significa apenas que o filtro 15 tem uma proteção cerca de três vezes mais longa que o outro. Esses dois bloqueadores solares, como descritos anteriormente, podem dispersar, refletir ou absorver todos os feixes de luz UV; portanto, eles são uma proteção melhor e são à prova d'água. O óxido de zinco foi descrito como o produto ideal para produzir esse tipo de bloqueio solar.

Cor e classificação da pele

A pele é um órgão complexo, e cada indivíduo tem um tipo diferente de pele. Pela grande variedade possível de composição genética, é difícil classificar claramente os diferentes tipos de pele. No entanto, os estudos do doutor Fitzpatrick, dos anos 1970 e 1980, oferecem uma classificação que originalmente foi desenvolvida em termos de habilidade de bronzeamento e fotoenvelhecimento. Hoje em dia, essa classificação constitui-se em uma linguagem universal de cirurgiões plásticos, dermatologistas, medicina cosmética e de todos os profissionais envolvidos com os cuidados da pele. Apesar de haver outras classificações, usamos a escala do doutor Fitzpatrick. Ela inclui seis tipos, que vão do Tipo I ao Tipo VI.

Classificação da pele de Fitzpatrick

Tipo I – Pele muito clara, sempre queima, nunca bronzeia

Tipo II – Pele clara, sempre queima e algumas vezes bronzeia

Tipo III – Pele menos clara, algumas vezes queima e sempre bronzeia

Tipo IV – Pele morena clara, raramente queima e sempre bronzeia

Tipo V – Pele morena escura, nunca queima e sempre bronzeia

Tipo VI – Pele negra, nunca queima e sempre bronzeia

A escala de tipos de pele de Fitzpatrick tem sido usada universalmente. O doutor Glogau também apresentou uma classificação geral para fotoenvelhecimento. A capacidade do sol de causar danos à pele é classificada em tipos que vão de 1 a 6. Com o emprego das classificações de Fitzpatrick e Glogau, um médico é capaz de determinar os riscos de exposição à luz solar, às camas de bronzeamento, e também os riscos de desenvolvimento de câncer de pele.

A cor da pele advém de um pigmento chamado melanina, que dá cor aos olhos, aos cabelos e aos pelos também. A melanina é produzida por um tipo específico de células cutâneas, chamadas melanócitos, que são ativados pela estimulação dos raios UV e que produzem mais melanina. Toda vez que os raios UV atingem a pele, estimulam essas células, que produzem então a melanina. O sol modifica a melanina já existente e estimula a produção de mais melanina. É por isso que depois de um banho de sol ou de uma sessão na cama bronzeadora – e mesmo mais tarde – a pele parece mais escura do que quando estava exposta ao sol ou ao bronzeamento artificial. Depois que deixa o lugar de exposição à luz UV, o corpo continua a produzir melanina. É por isso que o bronzeado aumenta horas depois da exposição. O próprio bronzeado, portanto, é a prova visível de que a pele está sendo aquecida pela luz UV, e por isso ele nada mais é que um dano à pele.

Classificação da pele de Glogau

A classificação de Glogau é importante não apenas para os médicos, mas também para o paciente. O doutor Glogau publicou-a pela primeira vez em 1994. Nesse sistema, a pele é dividida em quatro grupos, dependendo do grau de dano causado pelo sol:

Tipo I – O paciente basicamente não tem rugas e apresenta sinais muito iniciais de dano solar, pequena pigmentação, alguma alteração na cor e, às vezes, pele seca. Geralmente, o paciente tem entre 29 e 30 anos. As mulheres usam pouquíssima maquiagem.

Tipo II – O paciente tem rugas quando há movimentos na face, mas não as apresenta quando a face fica em repouso. Há fotoenvelhecimento moderado com mais áreas de manchas escuras mostrando zonas rugosas ou, às vezes, os clássicos pés de galinha. O paciente tem, geralmente, entre 30 e 40 anos. As mulheres sentem que precisam usar um pouco de base.

> **Tipo III** – O paciente tem rugas mesmo em repouso, óbvias alterações de cor, presença de pequenas veias visíveis na pele, áreas rugosas e manchas escuras conhecidas como manchas de velhice. O paciente tem cerca de 50 anos. As mulheres sentem que precisam de uma maquiagem pesada para esconder seus problemas.
> **Tipo IV** – O paciente apresenta rugas em toda a face, dano solar intenso e cor da pele alterada para amarelo-pardacento. O paciente apresenta lesões na pele, frequentemente causadas por um câncer anterior. Tem geralmente cerca de 70 anos e é incapaz de usar maquiagem, pois ela empasta e racha.

Os problemas do sol na pele

Não importa que tipo de pele você tenha, se você é do tipo que se queima mas nunca bronzeia, ou se você é do tipo que se bronzeia mas nunca queima: você corre riscos de danos e de câncer de pele. E não apenas isso. Existe um estudo muito bom que demonstra que os sinais de envelhecimento podem ser acelerados ou modificados pela exposição maior ou menor ao sol. É importante diferenciar, entretanto, entre envelhecimento biológico, que é um processo natural da pele, que se torna fina e fraca, e o processo de envelhecimento resultado da exposição excessiva à luz solar.

No processo de envelhecimento, a pele fica mais grossa e com uma cor amarelo-acinzentada. A pele também fica frequentemente vermelha, com áreas crostosas visíveis, que são alterações significativas da cor e da textura, o que dá à pele uma aparência coriácea, típica de indivíduos que têm uma longa história de exposição ao sol. Além de tudo isso, a pele pode apresentar múltiplas áreas de veias rompidas visíveis, o que deixa uma aparência indesejável, e as manchas marrons de velhice, que são mais relacionadas à exposição ao sol que à própria idade. Além disso há as sardas, de tonalidade cutânea irregular, a pele frouxa que parece mais velha do que é, e as rugas, muitas rugas.

E há também o câncer de pele. Definitivamente, esse é o pior problema relacionado à exposição solar. Os números relacionados ao câncer de pele têm aumentado para mais de 1 milhão de casos todos os anos, ceifando mais de 10 mil vidas por ano apenas nos Estados Unidos. Há outras razões para se ter câncer de pele, mas não há dúvida de que a exposição solar é a principal das possíveis causas da doença. O fator mais cruel é que o dano à pele é permanente. Os médicos verificam danos na pele na sexta ou sétima décadas de vida que muitas vezes foram causados quando a pessoa era criança. Isso mostra a importância e a responsabilidade de pais, professores e educadores em proteger as crianças com bloqueadores solares para evitar um problema para a vida toda. As autoridades médicas não conseguem enfatizar o suficiente os riscos da exposição solar e a importância de adotar medidas de proteção.

Capítulo 8

Rejuvenescer o rosto sem cirurgia

"Deus lhes deu um rosto e vocês fazem outro."
Shakespeare

Ainda que a pessoa seja saudável, envelhecerá mais cedo ou mais tarde, e a pele mostrará isso. No entanto, existem meios para restaurar, manter e proteger a pele. Quando falamos de pele, estamos nos referindo ao contorno e à estrutura inteira do corpo. A beleza está além da pele. Ela também está relacionada a músculos, ossos, etc. É importante compreender que algumas pessoas são velhas, mas não se sentem velhas, e que outras pessoas não são velhas, mas se sentem assim. A pele não pode ser reparada de fora para dentro; ela deve ser reparada de dentro para fora. Então, as bases fundamentais para uma pele saudável incluem boa nutrição, boa hidratação e um excelente equilíbrio hormonal.

Costumeiramente, se alguém não está satisfeito com sua aparência, pode fazer lifting, cirurgia plástica para tirar rugas ou ritidoplastia, lipoaspiração, plástica na barriga, etc. Porém, nos dias de hoje, as pessoas ainda querem uma aparência jovem, mas não querem fazer mais as cirurgias tradicionais, principalmente da face, cuja recuperação leva semanas. Em vez disso, querem um tratamento não invasivo, com pouca dor e com o menor tempo possível de recuperação. Felizmente, vivemos uma época maravilhosa em que há procedimentos cirúrgicos e anestésicos da mais alta qualidade. O século XXI chega com um arsenal de procedimentos estéticos minimamente invasivos e não invasivos que estão se tornando extremamente populares, por causa da grande conveniência e do conforto.

Até pouco tempo atrás, para se fazer um tratamento estético para rejuvenescimento facial ou mesmo corporal, era preciso se submeter a uma cirurgia com anestesia geral, passar por uma internação e levar dias e semanas recuperando-se. Isso se tornava um grande obstáculo, seja porque a paciente não queria se submeter a tanto para parecer mais jovem, seja porque simplesmente não dispunha de tempo, de dinheiro ou de ambos. Mas os novos procedimentos são muito mais baratos e práticos. Não há necessidade de hospitalização ou anestesia geral, e o melhor: o tempo de recuperação é contado em dias ou horas, e não em semanas ou meses! Os tratamentos são geralmente feitos com anestesia local, e a paciente vai para casa no mesmo dia. O segredo é a combinação de vários procedimentos em uma série de pequenos tratamentos. São combinados tratamentos com laser, radiofrequência, campos magnéticos do tipo Tesla, peelings químicos leves, produtos para a pele, vitaminas, reposição hormonal bioidêntica. Procedimentos novos, como os preenchimentos e o Botox®, somam-se a essas combinações, e o resultado é um efeito rejuvenescedor, com beleza mais natural, prática, segura e com muita conveniência.

Rejuvenescimento facial sem cirurgia

A aparência do rosto é fundamental para as relações pessoais e muitas vezes é testemunha do envelhecimento. Em termos clássicos, costuma-se atribuir o envelhecimento da pele a fatores intrínsecos (biológicos) e a fatores extrínsecos, como o sol e a exposição ao ambiente. A tradução clínica desse processo é a flacidez, o aprofundamento das linhas de expressão, a secura e a atrofia das camadas dérmicas e epidérmicas, o que implica mudanças na tonalidade, na textura e na qualidade da pele como um todo.

Até pouco tempo atrás, acreditava-se que um bom rejuvenescimento facial não era possível sem uma grande cirurgia. Em 2004, um renomado grupo de cirurgiões de Filadélfia, nos Estados Unidos, publicou um artigo sobre rejuvenescimento facial sem cirurgia em que fez a seguinte pergunta: "É um fato ou um mito?" A conclusão é que se tratava de um mito. Não havia nenhuma maneira de obter os resultados de um rejuvenescimento facial sem cirurgia. Em 2008, apenas quatro anos depois, começamos a poder afirmar com segurança que *é possível, sim*, obter resultados comparáveis aos de um rejuvenescimento facial cirúrgico tradicional sem submeter o paciente a um procedimento gigantesco. A confirmação disso é o fato de que, apesar da crise, a cirurgia plástica cresceu, só nos Estados Unidos, cerca de 200 por cento, e os procedimentos estéticos não invasivos cresceram o extraordinário valor de mais de 800 por cento no mesmo período. Como o Brasil é o segundo país que mais faz cirurgia plástica, perdendo somente para os Estados Unidos, esse ritmo de crescimento deve valer tambem para o Brasil. Segundo dados da Sociedade Brasileira de Cirurgia Plástica, foram realizados no Brasil 629 mil procedimentos em cirurgia plástica somente em 2008.

Fazendo uma combinação de diversos procedimentos não invasivos, sob medida para cada paciente, pode-se conseguir alterações significativas no rosto e uma aparência jovem e saudável sem os procedimentos cirúrgicos tradicionais. Liftings não invasivos associados a tecnologias de recuperação da pele, como laser, fotodepilação, radiofrequência e novos sistemas de cuidados podem vir a ser o rejuvenescimento facial do futuro. O emprego de procedimentos de suspensão não é novo, mas o uso dessa técnica, combinada com dispositivos modernos como radiofrequência monopolar, podem trazer resultados muito semelhantes aos obtidos nos tratamentos cirúrgicos clássicos sem seus inconvenientes e riscos.

O rejuvenescimento facial sem cirurgia se baseia em dois pontos importantes: o diagnóstico do envelhecimento da face e a combinação de duas ou mais técnicas não cirúrgicas, minimamente invasivas, para se obter o resultado desejado. Embora um rejuvenescimento facial sem cirurgia seja um procedimento maravilhoso, porque não é invasivo, ele não é rápido. Para se fazer um rejuvenescimento facial sem cirurgia é necessário combinar de 8 a 12 procedimentos que se estendem por um período de 12 meses. Apesar disso, o paciente não precisa interromper muito sua vida social e suas atividades profissionais.

O processo tem início com um diagnóstico. Primeiramente, é preciso identificar os problemas que o paciente apresenta e quais o afetam mais. Ao envelhecer, a estrutura óssea se desgasta e há flacidez do tecido, dos músculos, dos tendões, da pele e das partes moles em geral. Portanto, com o tempo, há um desencontro entre a estrutura óssea e o tecido que recobre o corpo. Esse desencontro não acontece apenas no rosto, mas também no pescoço, nas mãos, nos braços e em todo o contorno do corpo. Ele é normalmente responsável pelo aparecimento de rugas marcantes. Quando a estrutura óssea se desgasta, em geral ocorre um rompimento do contorno normal do rosto. É necessário que o médico defina qual é o problema, além de avaliar quais são as expectativas do paciente e oferecer a ele o que deseja. Embora a intensidade varie de pessoa para pessoa, sabe-se que muitas vivenciam os seguintes problemas:

- Descoloração da pigmentação da pele
- Veias rompidas
- Vermelhidão
- Estragos na pele
- Pelos indesejados
- Pele mais fina nas regiões em que houve rompimento da estrutura
- Menor produção de colágeno
- Maior produção de elastina
- Perda da aparência habitual
- Perda da textura habitual

São três as etapas fundamentais para a realização de um rejuvenescimento facial sem cirurgia:

- Fio de suspensão ou microlift (se necessário)
- Contração do colágeno com o encolhimento da pele (em geral necessária)
- Recuperação da pele (quase sempre necessária)

Fios de suspensão (ou Invisilift)

A mudança anatômica que resulta de um lifting facial tradicional pode ser conseguida com a suspensão do rosto feita com pequenos fios de náilon. O trauma é mínimo. A técnica funciona relacionando-se diversos planos da face. Como esses planos se encontram sob a pele, junto aos ossos, sua superfície de contato permite que seja realizado um levantamento mais duradouro. Obtém-se uma fisionomia mais natural e anatômica. São empregados pequenos pontos (em geral o levantamento é feito por quatro pontos) que elevam toda a estrutura da face. Com esse procedimento, é possível obter um resultado semelhante ao do lifting facial tradicional, mas sem os cortes e as suturas. É importante observar que esses procedimentos exigem um curto período de recuperação, são muito tranquilos para o paciente e não requerem anestesia ou incisões muito grandes. Quando se combina o microlift com as outras duas etapas – contração e recuperação da pele – é possível, de fato, obter um rejuvenescimento facial sem cirurgia.

Contração da pele

Logo depois do Invisilift, é preciso fazer um encolhimento da pele, pois o que conserva a estrutura na posição certa não é o fio de náilon, mas o encolhimento propriamente dito. O encolhimento da pele nos liftings faciais sem cirurgia é fundamental, pois a flacidez nos coloca diante de um quadro delicado, já que aparece ao mesmo tempo em que os ossos se desgastam e os músculos encolhem. Portanto, há um desencontro entre o tecido e a pele. O envoltório de pele precisa ser encolhido a fim de que se possa obter um bom resultado.

O encolhimento da pele pode ser feito de muitas maneiras. Pessoalmente, prefiro o ThermaCool, um equipamento que atua por meio de radiofrequência, usando altos níveis de energia para obter a contração das fibras de colágeno, o que as remodela sob a superfície da pele. Esse processo pode ser comparado à lavagem de uma calça jeans. Quando secamos uma calça jeans, ela encolhe porque as fibras naturais do algodão se contraem com o calor. O colágeno é a fibra orgânica do nosso corpo e reage da mesma maneira diante do calor. Esse processo – o thermage – pode ser empregado em outras partes do corpo, como braços, pernas, barriga, nádegas e coxas. O efeito do calor sobre o colágeno é mais significativo do que sobre o algodão porque ele não só encolhe o colágeno como estimula o corpo a produzir mais dessa substância. Assim, a área aquecida é reconstruída, e isso funciona no rosto e em todo o corpo. A contração obtida melhora o ajuste do tecido da estrutura facial, bem como os ossos e os músculos de todo o corpo. No rosto, esse tratamento normalmente leva uma hora. Dependendo do equipamento, qualquer parte do corpo pode ser tratada, mas são necessárias de cinco a seis sessões.

Recuperação da pele

Depois de levantar e puxar, o passo seguinte é a restauração da pele, que é feita em duas etapas e pode ser comparada à restauração de armários de cozinha. Não dá para colocar armários novos enquanto os velhos ainda estiverem lá. A pele nova não pode se apresentar antes que a pele morta da camada superior seja removida. A maioria dos grandes cirurgiões plásticos não faz um lifting facial antes de o paciente se submeter a, pelo menos, seis semanas de condicionamento e trato da pele. Se a pele for levantada antes disso, o resultado final é um lamentável lifting de pele ruim. O processo de restauração e tratamento é chamado "fitness da pele" e remove a pele ruim, fortalecendo, conservando e protegendo a pele. Ao tratar da pele com esse tipo "fitness", alguns problemas sérios, como câncer, podem ser evitados. A literatura mostra que um bom programa de restauração da pele pode evitar três lesões cancerosas. Isso já é muito importante. Como já dissemos, o primeiro passo é remover a pele ruim e antiga. Portanto, a esfoliação é essencial.

A microdermabrasão pode ser usada para esfoliar, mas é importante que o aparelho seja corretamente escolhido para minimizar o trauma causado à pele. Se um paciente foi submetido ao tratamento por microdermabrasão e, alguns dias depois, ficar com a pele avermelhada e descascando, o tratamento foi muito severo, pois ele deve remover a pele morta sem causar vermelhidão ou descamação. O caminho para a restauração da pele inclui o uso de vários procedimentos simultâneos. Procedimentos típicos incluem usar laser ou intensa luz pulsada (IPL) para tratar manchas e outros problemas de pigmentação. Depois que a esfoliação for completada e a inflamação e a oxidação estiverem controladas, o ideal é suplementar o tratamento com vários compostos para controlar a pigmentação e os danos dérmicos. Um dos compostos mais importantes para o reparo da pele é o ácido retinoico. Vários estudos têm mostrado que o ácido retinoico pode penetrar nas células e corrigir os danos ao DNA causados pelo sol, além de prevenir o câncer de pele. Como nem todos os produtos que o contêm são feitos da mesma maneira, é essencial selecionar um que contenha um excipiente que permita que o produto atinja o interior da pele. De outro modo, ficará superficial sobre as células mortas e não ocorrerá a resposta esperada.

Vantagens

Uma das maiores vantagens do rejuvenescimento facial sem cirurgia é que é muito mais fácil conseguir os resultados desejados. O que um cirurgião chama de cirurgia bem-sucedida pode não ser um sucesso aos olhos do paciente. Um cirurgião pode se referir a um procedimento como um sucesso se o paciente acordar da anestesia e as incisões cicatrizarem corretamente e sem quaisquer infecções. Mas se um paciente se olhar no espelho e não ficar feliz com o procedimento cirúrgico, ele não poderá ser desfeito. Pela primeira vez, com a combinação de uma sé-

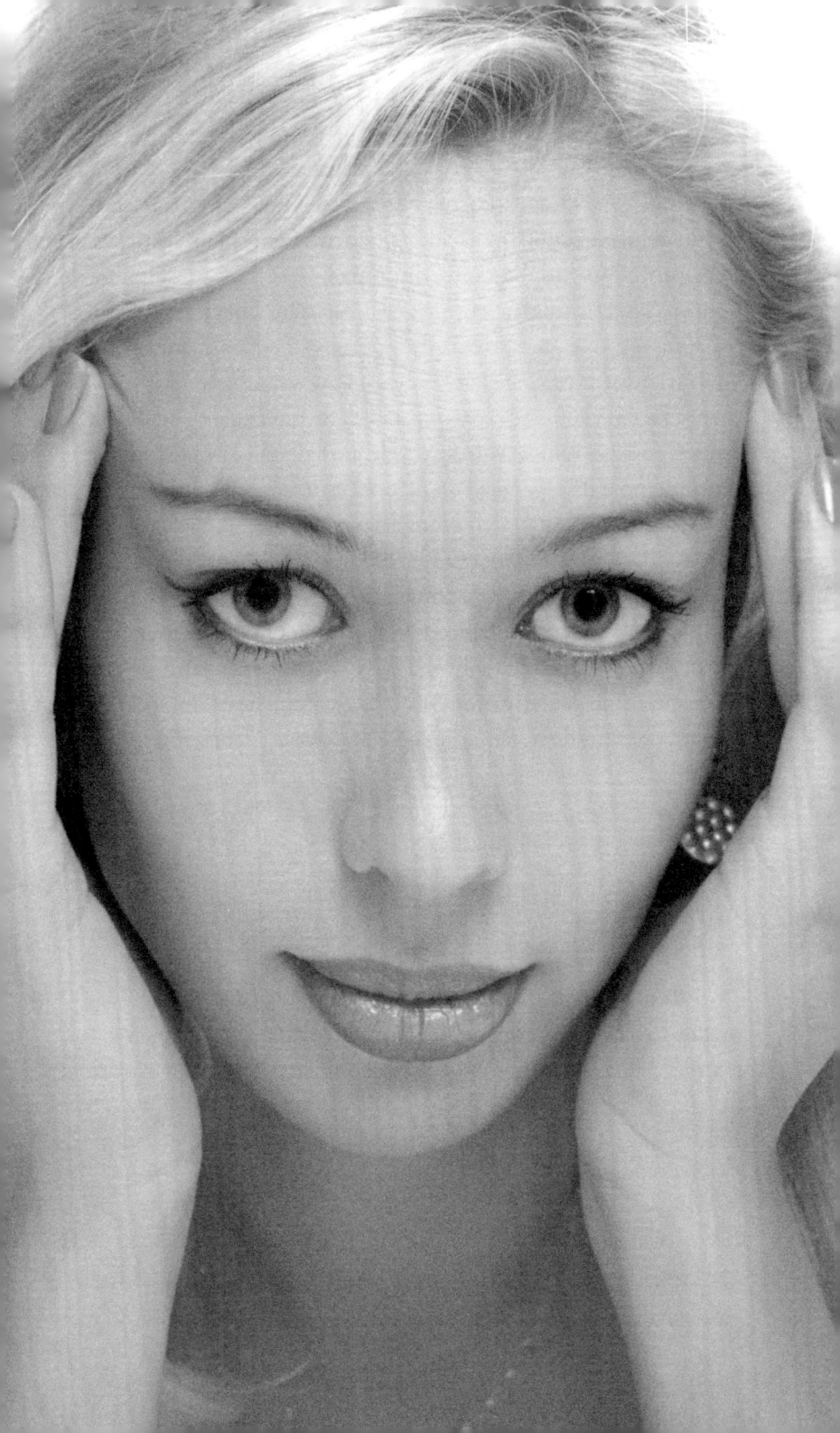

rie de novas técnicas e procedimentos, podemos dizer que existe um rejuvenescimento facial verdadeiramente não cirúrgico. Esse procedimento bastante disponível traz bons resultados, sem quaisquer suturas e cortes ou internação, possibilitando ao paciente retomar suas atividades normais imediatamente. E, ao contrário dos liftings faciais tradicionais, esse novo rejuvenescimento facial é 100 por cento reversível. Se um paciente não ficar feliz, é possível remover os fios e ele ainda terá os benefícios do esticamento e da reparação da pele. O esticamento e a reparação são excelentes porque melhoram a saúde da pele e sua aparência sem maiores intervenções. O rejuvenescimento facial meramente complementa esses procedimentos.

Já que o relógio biológico não pode ser atrasado, pelo menos existe a oportunidade de obter uma aparência anos mais jovem. Mediante uma tentativa inovadora da combinação de procedimentos comuns de restauração facial, é possível "fabricar tempo".

Outros tratamentos

Além dos três passos principais expostos, um rejuvenescimento facial sem cirurgia também pode incluir outros tratamentos que ajudam a maximizar os resultados do rejuvenescimento facial.

Peeling

A técnica de peeling químico é um procedimento que consiste na aplicação tópica de ácidos que ajudam na restauração e no rejuvenescimento da superfície da pele. Essa aplicação ácida produz uma queimadura química superficial que deve resultar em uma mudança controlada de várias camadas da pele; portanto, a remoção da pele danificada é uma tentativa de restaurar uma nova aparência. O conceito não é novo, e papiros do Egito de 3000 a.C. já descreviam tratamentos similares ao atual peeling químico. No entanto, os primeiros estudos científicos começaram com P. G. Unna, um dermatologista da Alemanha, em 1882. O procedimento também era usado para o tratamento de queimaduras decorrentes de armas de fogo nos soldados após a Primeira Guerra Mundial e depois, até os anos 1960, quando o peeling passou a ser empregado em procedimentos cosméticos. Embora seja um procedimento antigo, ele continua muito importante e popular. As estatísticas da Sociedade Americana de Cirurgia Plástica e Estética mostram que 1,4 milhão de pessoas receberam esse tratamento em 2001. Os peelings químicos são usados para reduzir manchas e pigmentação desigual da pele, linhas finas, o enrugamento, manchas de senectude e danos causados pelo sol. Os peelings químicos são classificados como superficiais, médios e profundos. A técnica de aplicação, o tempo de recuperação e os resultados dependem da profundidade do procedimento. Embora seja um procedimento muito popular, não é livre de riscos. De novo, o tratamento deve ser realizado somente sob estrita supervisão médica.

Solução de Jessner

O peeling facial remove as camadas superficiais da pele com o objetivo de retirar a pele lesada e produzir pele nova e saudável. A solução de Jessner tem sido usada há vários anos como um agente esfoliativo e era empregada no passado por dermatologistas, tornando-se muito popular, isolada ou em combinação com outros agentes, para produzir o que chamamos de peeling facial. A composição dessa solução inclui a substância química ácido salicílico, semelhante à aspirina, além de ácido lático, ristianol e álcool (etanol). A remoção da camada superficial da pele também facilita a penetração de vários outros produtos, como vitamina C, Retin-A e outros antioxidantes e produtos para a restauração da pele. A solução de Jessner continua importante. Ela tem sido empregada em vários programas de restauração cutânea e de rejuvenescimento da pele do rosto.

Injeções de colágeno e outros injetáveis

Popularmente conhecido como "injeção", ou preenchimento, esse grupo de procedimentos médicos é utilizado para o tratamento de rugas e sulcos clássicos do envelhecimento da face. Eles são empregados para manter a aparência jovem e atraente do rosto. O aumento das partes moles com injeções de substâncias dentro da pele é um meio muito comum de melhorar a aparência de qualquer paciente. Durante várias décadas o procedimento foi impulsionado pela grande demanda. Antes que as novas técnicas fossem desenvolvidas, vários produtos, como cera de vela, cera de abelha, parafina e outros produtos químicos, foram utilizados. Em virtude de suas reações indesejadas, ocasionalmente sérias, esses produtos foram abandonados. Com as técnicas modernas, temos dois grupos de produtos para injeções, particularmente nos lábios e nas rugas profundas do rosto. O primeito grupo, conhecido como autólogo, é muito comum para o aumento dos lábios e inclui injeções de substâncias do mesmo paciente, como gordura, aponeuroses e outros tecidos do corpo. Esses provavelmente se tornaram os agentes injetáveis mais comuns desse grupo, porque a gordura pode ser obtida por lipoaspiração de outras áreas do mesmo paciente e posteriormente injetada em áreas que necessitem, como os lábios e as rugas profundas do rosto. A gordura do próprio paciente é bem tolerada pelo corpo, e ocorrem poucas reações.

O segundo grupo, conhecido como injeções heterólogas, é de uma substância estranha, não do próprio paciente. As injeções de colágeno são provavelmente as mais comuns. Trata-se de uma terapia temporária, e muitas aplicações podem ser necessárias. Os primeiros resultados do tratamento podem durar algo como de dois a cinco meses. O procedimento é muito bem tolerado, e o paciente pode retomar atividades normais no mesmo dia. O procedimento cria um inchaço temporário e, algumas vezes, vermelhidão na área da injeção; no entanto, isso pode melhorar com a aplicação de compressas de gelo por alguns dias. A área pode também ficar ligeiramente sensível por um dia ou dois. Essas injeções fazem um tremendo efeito, particularmente nos lábios, que ficam mais cheios, e o preenchimento das linhas do rosto faz com que a face pareça mais jovem. As áreas mais comumente tratadas são as rugas da testa, os vincos dos lábios, as rugas do riso, os pés de galinha, os vincos profundos de expressão e as cicatrizes faciais. A injeção de colágeno tornou-se muito popular, e quase dobrou o número de procedimentos de 2000 a 2001. Com base nas estatísticas da Sociedade Americana de Cirurgia Plástica e Estética, só em 2001, 1.098.519 tratamentos foram realizados. A despeito de sua popularidade, é importante saber que, como qualquer outro procedimento, este tampouco está livre de riscos e de reações alérgicas em potencial, de riscos de infecção ou mesmo expulsão desses materiais, o que pode levar à necessidade de outra cirurgia ou mesmo provocar cicatrizes ou deformidades no rosto.

Remodelação com bioplastia

O procedimento de bioplastia não é novo, mas o doutor Nacul, médico brasileiro, revolucionou o modo pelo qual se podem usar injeções e tratamentos de preenchimento. Sua habilidade para reconstruir o contorno facial e dar aos pacientes uma definição da face que eles não apresentavam é impressionante. Ele trabalhou com diversas mulheres que se tornaram misses. O fato foi cercado de controvérsias na mídia brasileira, pois muitos questionavam se seria ético ou não as concorrentes se submeterem a procedimentos de bioplastia para melhorar a aparência. No futuro, estou certo de que a bioplastia será empregada não apenas para possibilitar uma aparência e um corpo jovem, mas para remodelar e reconstruir estruturas faciais com defeitos de nascimento ou que sofreram acidentes traumáticos. Como descreve muito bem o doutor Nacul, essa é a plástica interativa, a plástica do futuro.

Botox®

O procedimento cosmético mais comumente empregado no mundo é o Botox®, ou toxina botulínica, que é muito eficiente para ajudar a limitar o movimento das áreas dos olhos e da testa. O controle muscular é extremamente importante no procedimento em geral e tem um enorme efeito na aparência da face, bem como na prevenção das rugas. Embora algumas pessoas prefiram não usar a toxina botulínica porque a consideram tóxica, sugiro sua administração em pequenas doses, duas ou três vezes por ano, porque pode ajudar no controle muscular. Sabemos que há 36 músculos no rosto que estão em constante movimento toda vez que sorrimos, falamos, mastigamos e piscamos (acreditem ou não, nós piscamos cerca de 18 mil vezes por dia). Pelo fato de a pele ficar diretamente sobre os músculos faciais, os movimentos constantes ou a ação muscular provocam rugas e danos a ela. Portanto, durante o processo de restauração facial, precisamos controlar os músculos para impedir a formação de rugas. A toxina botulínica é, na verdade, um veneno produzido por uma bactéria, que foi descrita há mais de 300 anos, sendo isolada e purificada em 1944. Nessa época, a intenção era identificar um problema que havia causado várias mortes. Essa toxina estava presente comumente em intoxicações alimentares, mas em 1968, com os estudos do doutor A. Scott, ela foi apresentada pela primeira vez para tratamento médico de alguns problemas neurológicos. Esse tratamento foi esquecido durante cerca de duas décadas. Em 15 de abril de 2002, o serviço americano de regulamentação de drogas, o Food and Drug Administration (FDA), aprovou o Botox® para tratamento de alguns problemas oculares. Ele agora é tão popular nas aplicações cosméticas que ganhou o apelido de "milagre engarrafado" e se tornou definitivamente um dos tratamentos cosméticos mais comuns de todos os tempos. Tem sido usado para relaxar os músculos e, consequentemente, mitigar as rugas na pele. O tratamento é realizado em consultório, com desconforto mínimo para o paciente, e os resultados são visíveis em aproximadamente três dias ou no máximo entre 10 e 14 dias. Pode-se observar um relaxamento muscular e um amaciamento da pele, com consequente melhora das rugas. No entanto, o efeito geralmente perdura por três ou quatro meses. Com vários tratamentos, pode durar até seis ou oito meses, devendo, entretanto, ser considerado um tratamento temporário. Muito embora seja simples, continua sendo um procedimento médico, com seus riscos e possíveis complicações, e deve ser realizado sob supervisão médica e com cautela. A utilização do Botox® não se restringe a problemas dérmicos e oculares. Muitas outras aplicações no campo médico têm sido descritas com bons resultados, particularmente nos casos de espasmos musculares, sudorese excessiva e até mesmo em dores de cabeça e enxaquecas.

Tratamento fotofacial

Há uma série de tratamentos com luz intensa pulsada que ajudam a melhorar as condições da pele. Várias marcas de equipamentos estão agora disponíveis, embora haja uma pequena diferença entre as técnicas e o manejo do feixe luminoso. Todos os aparelhos parecem ter os mesmos princípios, apesar de cada empresa reivindicar para si o melhor produto. Os resultados parecem ser similares com todos os produtos, se usados de maneira adequada e sob supervisão médica. As condições da pele melhoram, com bons resultados nos casos de danos pela exposição ao sol, acne, rosácea, vermelhidão, veias rompidas, manchas de senilidade, pele áspera e vários outros problemas. Os tratamentos têm sido mais eficientes em melhorar a aparência do rosto, do pescoço, do peito e das mãos. O procedimento realizado no rosto é conhecido como fotofacial. O mecanismo consiste na aplicação de luz intensa pulsada sobre áreas da pele. A luz penetra na pele sem danificá-la, produzindo calor e energia profundamente. Essa energia absorvida pelas pequenas veias e células do interior da pele produz as alterações desejadas. O calor causa danos nas pequenas veias e lesões, com grande mudança na superfície da pele. Em geral, a lesão escurecerá antes de descamar ou do corpo absorvê-la. Após uma série de tratamentos, geralmente de três a seis semanas, a pele lesada dará lugar a uma pele nova e mais saudável. O tratamento tem sido empregado no rejuvenescimento cutâneo bem como na remoção de pequenas veias faciais e mesmo para remoção de cabelo. Há novos estudos que demonstram que esse tratamento com luz também pode melhorar o colágeno no interior da pele. O tratamento pode variar entre 15 e 45 minutos. O paciente o tolera muito bem, e efeitos colaterais são raros. Quando é indicado para um problema específico, o paciente, em geral, fica muito satisfeito com os resultados. O tratamento parece funcionar melhor em peles claras do que em peles escuras. Ele também parece funcionar melhor quando o dano é moderado e não severo. E, além disso, parece apresentar melhores resultados nos estágios iniciais dos danos solares do que nos estágios mais tardios. Por isso é muito importante conversar com seu médico para ver se sua pele tem indicações para esse tipo de procedimento ou se precisa de outro tratamento, como laser ou mesmo cirurgia. Para saber que tipo de pele é a sua e que grau de dano ela apresenta, converse com um médico. Há vários sintomas que podem ser usados para classificar a pele e saber se ela é boa candidata a esse tratamento.

Dermabrasão

A dermabrasão, recentemente mais conhecida como microdermabrasão, é um grupo de tratamentos médicos que consiste na abrasão mecânica da superfície da pele. O primeiro aparelho para essa finalidade foi produzido na Alemanha em 1903 e vagarosamente progrediu até os aparelhos que conhecemos hoje. A primeira técnica cirúrgica desenvolvida para tratamento de uma cicatriz foi introduzida em 1940 e aperfeiçoada ao longo das últimas poucas décadas. Essa técnica tem sido usada tanto em homens como em mulheres para o tratamento de cicatrizes faciais causadas por acne, catapora, varíola e outras cicatrizes resultantes de acidentes ou doenças. Mais recentemente, outras condições dérmicas, como tatuagens, manchas de senectude, rugas e alguns outros tipos de lesões cutâneas têm sido tratadas por dermabrasão. A técnica de microdermabrasão é mais sofisticada e delicada, embora se baseie no mesmo princípio. A esfoliação da pele é muito mais fina e pode ser feita por motivos estéticos. A microdermabrasão tem sido utilizada com sucesso no tratamento de manchas de senectude, cravos pretos ou brancos e rugas finas ao redor dos olhos, dos lábios e no pescoço. Pele áspera e seca também pode ser melhorada mediante tratamento contínuo em um longo programa de microdermabrasão. A técnica é simples, e a pele superficial é areada com escova abrasiva de arame, um instrumento rotativo de alta velocidade. A moderna microdermabrasão emprega, além da escova de arame, compostos como óxido de zinco, sais de alumínio, sais de cálcio e até mesmo cloreto de sódio, que nada mais é do que sal de cozinha. Este sal é preparado para se transformar em finos microcristais e raspar a pele de maneira bastante homogênea. O procedimento dura de 30 a 60 minutos, e a recuperação é rápida. Em poucos dias, a pele se mostra ligeiramente resistente. A sensação tem sido comparada à de uma leve queimadura solar. Um pouco de inchaço pode ocorrer durante um dia ou dois, mas a completa recuperação pode ser esperada de sete a dez dias; o resultado perdura por meses ou anos. É um procedimento importante, que nunca deve ser usado isoladamente. Os melhores resultados são obtidos por meio de uma programação que inclua o condicionamento da pele e outros tratamentos associados. Mais recentemente, esse procedimento perdeu sua popularidade para novas tecnologias, como laser e intensa luz pulsada. Entretanto, a dermabrasão e a microdermabrasão continuam populares. Em 2001, a Sociedade Americana de Cirurgiões Plásticos Esteticistas documentou 915.312 casos. O baixo custo e a simplicidade da técnica parecem impulsionar essa popularidade.

Laser QCW

O laser de onda quase contínua, ou simplesmente QCW (*Quasi-Continuous-Wave*, em inglês), é um tipo específico de laser. O laser médio é o gás argônio, caracterizado por um feixe de luz contínuo que tem um comprimento de onda de 488 a 514 nanômetros e uma luz azul-esverdeada específica. Áreas da pele que têm células vermelhas do sangue e o pigmento melanina absorvem especificamente essa luz. Esse laser foi desenvolvido inicialmente para tratar as pequenas veias, porque ele pode mirar especificamente nos glóbulos vermelhos do sangue que correm no interior das veias, sejam elas rompidas ou as pequenas veias superficiais que surgem no rosto. Algumas marcas de nascença podem ser tratadas com esse laser. O tratamento de lesões vasculares, no entanto, parece variar, dependendo da cor da pele. Novamente, a classificação do tipo de pele é muito importante para o tratamento. A luz penetra melhor e mais profundamente em indivíduos com pele clara; portanto, a luz atinge os vasos e dá melhores resultados. Por causa da boa absorção da luz pelos pigmentos da pele, esse procedimento foi chamado de melanina.

O laser QCW também pode ser usado com sucesso no tratamento de marcas de nascença, melasmas pós-gestação e remoção de lesões da pele comumente conhecidas como manchas de velhice. Assim como outros lasers, há risco de complicações. As complicações mais comuns são manchas brancas, alterações da textura da pele e até mesmo cicatrizes. Outra desvantagem significativa é que o emprego do laser QCW é um procedimento que consome muito tempo, e o tratamento continua muito dispendioso. Antes de sujeitar-se a qualquer tratamento com laser, é importante discutir em detalhes com seu médico indicações, riscos e benefícios, porque há diferentes tipos de lesões e diferentes tipos de laser. Cada um tem uma ação específica. Não há dúvida de que a terapia a laser veio para ficar, mas apenas o laser não é suficiente para produzir o rejuvenescimento facial que paciente e médicos desejam.

Laser YAG

A onda contínua Nd: laser YAG (1064 nm), ou simplesmente laser YAG, surgiu nos Estados Unidos em 1996. Desde então, representa uma ferramenta muito importante para a dermatologia e a cirurgia plástica. É similar ao laser de CO_2, mas o laser YAG é de 12 a 18 vezes mais eficiente que o laser comum. Devido a um efeito de calor menor, o laser YAG é mais bem tolerado pelo paciente e pode ser usado em lesões superficiais. As lesões tratadas com ele parecem sarar mais depressa, produzem menos dor e apresentam menos vermelhidão no rosto; por outro lado, podem ser necessárias várias aplicações para se obter resultados. Criado para o tratamento de rugas leves e moderadas e de cicatrizes, ele exige, como qualquer outro laser, uma boa avaliação do problema e discussão com o médico para ver qual deve ser o tratamento ideal para tal problema em particular. Pacientes com pele escura ou história de diabetes, perturbações hemorrágicas e história de dano solar devido ao uso de medicamentos não são bons candidatos ao tratamento a laser. Antes de pensar em qualquer tratamento, marque uma consulta com seu médico para determinar se você pode se beneficiar da terapia a laser e verifique todos os riscos e benefícios antes de resolver usá-la.

Raios X e radioterapia

O desenvolvimento do raios X, que se tornou um ícone médico, ocorreu bem no final do século XIX. Desde que ficou disponível, na primeira e segunda décadas, o uso dos raios X estendeu-se amplamente em várias áreas da medicina para diagnóstico e tratamento de lesões. Na primeira metade do século, não havia antibióticos, e as infecções causadas por bactérias e fungos eram tratadas com radiação. Em certos casos de rejuvenescimento facial, a terapia a laser foi empregada no tratamento de acne e de cicatrizes de acne. Esse tipo de tratamento foi muito comum no passado, particularmente no tratamento de queloides e cicatrizes hipertrofiadas, cicatrizes que em geral se apresentam como se fossem um elevado tendão, com uma aparência indesejada. A radioterapia também foi usada no tratamento de câncer da pele do rosto, do couro cabeludo e do pescoço. Ironicamente, o uso dos raios X foi abandonado porque os pacientes desenvolveram vários tipos de câncer, como linfomas, câncer de tireoide e outros. Com o desenvolvimento de novos tratamentos, como antibióticos e, mais recentemente, alta tecnologia como luz intensa pulsada (LIP) e laser, o uso da radioterapia para rejuvenescimento facial ou no tratamento de lesões do rosto foi abandonado.

SMAS

O sistema músculo-aponeurótico superficial, também conhecido como SMAS, é de extrema importância para cirurgiões plásticos e outros profissionais que trabalham com rejuvenescimento facial; entretanto, também é muito importante para os pacientes. A razão é bastante simples. Durante o processo de envelhecimento do rosto, a perda de elasticidade não acontece apenas na pele, mas em todas as estruturas da face. A estrutura facial é muito complexa e inclui mais de uma dúzia de ossos, mais de 36 músculos e centenas de ligamentos e contatos entre músculos, pele e ossos, que chamamos de aponeuroses. Essa complexa estrutura, particularmente na metade do rosto e no pescoço, é o que denominamos de SMAS. A ação da gravidade e a perda da elasticidade normal provocam a queda desses músculos e o enfraquecimento do contato entre a musculatura da pele e os ossos. A queda dessa estrutura é o que nos dá o conhecimento das divisões e da estrutura do SMAS. É importante conhecer os vetores do envelhecimento, especialmente quando se planeja realizar um rejuvenescimento facial. Todas as estruturas do rosto devem ser puxadas na mesma direção, e os músculos devem ser arranjados na forma de uma máscara em torno das estruturas ósseas. Além dessa queda de estruturas, há alguns depósitos de gordura entre as camadas da face que também são importantes quando se trata um rosto envelhecido. É importante para o médico compreender o que é o SMAS, mas também é importante para o paciente ter conhecimento dessa estrutura, porque isso o ajudará a compreender a extensão da cirurgia e os diferentes tipos de procedimentos; o paciente aprenderá qual é o melhor procedimento para seu caso particular. A parte crucial dos resultados de qualquer cirurgia é obter a satisfação do paciente. O delineamento de expectativas deve ser feito pelo médico e pelo paciente em conjunto. Na próxima vez que olhar no espelho, procure ver essas estruturas que estão sob a pele e que fazem os movimentos e as mudanças no rosto. Você notará que muitas das alterações que você talvez apresente por vezes não estão relacionadas à própria pele, mas a estruturas subjacentes. Nesse caso, quando pensar em rejuvenescimento facial, os cuidados com a pele serão apenas uma parte do quadro geral.

Ultrassom

A tecnologia do ultrassom foi desenvolvida na Inglaterra durante a Segunda Guerra Mundial para defender os navios dos submarinos. Ela ficou conhecida como radar. Embora tenha sido desenvolvida com objetivos bélicos, encontrou sólida aplicação na medicina. De um modo ou de outro, o ultrassom está presente em quase todas as áreas médicas, na medicina cosmética e no rejuvenescimento facial. Na medicina, ele tem sido empregado em diagnósticos, prevenção de doenças e até mesmo no tratamento de rejuvenescimento facial. O ultrassom faz parte de vários programas e é empregado após cirurgias ou mesmo no tratamento facial. Vários programas de tratamento facial incluem ultrassom como uma massagem. Aplicando calor na massagem do rosto, acelera-se a penetração de produtos como vitamina C e outros produtos tópicos. Ele é benéfico também no tratamento de queimaduras e áreas flácidas do rosto após cirurgia.

Tratamentos tópicos

Talvez não haja outra área na medicina com mais opções de tratamento do que a pele. Existem centenas de substâncias químicas usadas isoladamente ou em combinação para o tratamento de problemas cutâneos, que chamamos tratamentos tópicos. Cremes e pomadas são usados em uma ampla variedade de fórmulas para tratar doenças, bem como pela medicina cosmética para melhorar a aparência da pele – antibióticos, hidratantes anti-inflamatórios, cremes cicatrizantes, etc. A lista é enorme. Outros são muito populares, embora não haja comprovação científica de sua eficácia. Outra vez, fortes campanhas promocionais e marketing agressivo às vezes podem ser muito eficientes em tornar um produto popular. Com uma variedade tão grande de opções de tratamento, é difícil para o paciente saber o que escolher. A pressão do mercado é forte. O paciente não tem acesso à informação acadêmica, e muitas vezes os médicos estão ocupados demais para explicar o simples uso de uma pomada ou de um creme.

Substâncias clareadoras

Existe um grupo de substâncias muito importante na medicina estética: as descorantes, ou clareadoras. Essas substâncias, embora com diferenças em sua estrutura química, têm a mesma propriedade de tratar diferentes tipos de manchas escuras da pele, particularmente do rosto. Entre elas, as mais comuns são os melasmas, que ocorrem após a gestação, e as manchas escuras, que ocorrem depois de exposição ao sol, conhecidas como manchas de velhice. Essas substâncias também são muito populares no arsenal dermatológico que trata o vitiligo. Uma das principais substâncias clareadoras é a hidroquinona. O ácido kójico tem sido usado como tratamento alternativo em pacientes que, por alguma razão, não toleram a hidroquinona. É usado combinado com outros produtos e em preparados especiais para clarear a pele. Além do ácido

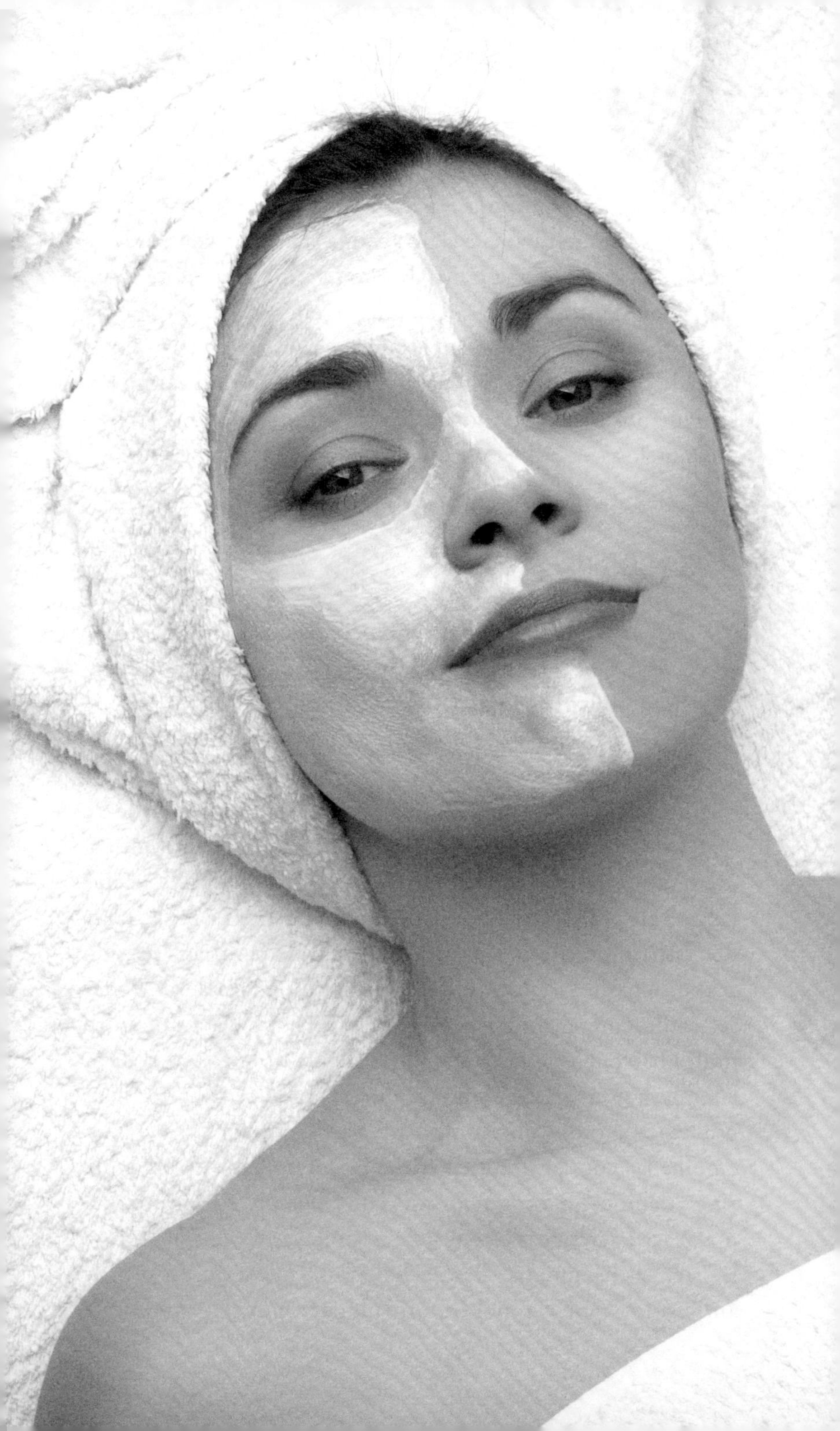

kójico e da hidroquinona, merecem ser mencionados outros produtos, como o ácido azelaico e uma substância derivada da vitamina C, denominada MAP, que tem mostrado um efeito clareador significativo, especialmente em pacientes que têm melasmas. Todas as substâncias desse grupo agem nas células da pele chamadas melanócitos, cujo produto, a melanina, é o pigmento natural responsável pela cor da pele, dos olhos e dos cabelos.

Óxido de zinco

Há uma substância eficiente, conhecida como óxido de zinco, que está presente em muitos produtos existentes no comércio. Talvez o mais conhecido produto com óxido de zinco seja o creme para assaduras de bebês; ele vem sendo usado há muitos anos. O elemento químico dessa pomada é o zinco; ele é bem tolerado pela pele e tem a propriedade de agir sobre bactérias, mas não é exatamente um antibiótico. Ele tem um efeito muito importante na restauração das células da pele. Vários estudos médicos demonstram a capacidade do zinco de estimular a cura de feridas em várias áreas do corpo. A grande vantagem desse produto é o fato de ele poder ser facilmente encontrado em qualquer farmácia a um custo muito baixo. Com não muitos benefícios e poucos efeitos colaterais, a pomada de óxido de zinco tornou-se cada vez mais usada. Os estudos que comparam riscos e reações dos cremes e pomadas com antibiótico triplo *versus* pomada de óxido de zinco demonstraram que o óxido de zinco produz muito menos reações alérgicas e tem uma grande vantagem: não causa resistência bacteriana. Esse é um problema sério do uso de antibióticos por via oral ou diretamente na pele. Parece que o doutor Mom está certo novamente. A velha pomada para assadura da pele dos bebês é um bom produto para qualquer ferida e é muito melhor do que pomadas e cremes antibióticos. De fato, deve-se usar um creme antibiótico apenas se ele tiver sido receitado pelo médico. Como regra para evitar problemas que possam, às vezes, se tornar sérios, nunca use em seu rosto nenhum produto sem conversar com seu médico ou farmacêutico. Se você estiver usando qualquer produto que encontrou sobre o balcão, a velha sabedoria é válida novamente. Se o problema não melhorar, não continue a usar o creme ou a pomada, e procure conselho médico. No que diz respeito a rejuvenescimento facial, o óxido de zinco tem sido empregado com excelentes resultados para ajudar o processo de cura após os tratamentos a laser ou cirurgias plásticas em geral, e também nas esfoliações químicas.

Vitamina A

A vitamina A faz parte de um grupo de vitaminas conhecidas como lipossolúveis. Esse grupo inclui as vitaminas A, E, D e K. Mil e quinhentos anos antes de Cristo, documentos do antigo Egito descrevem o que agora conhecemos como cegueira noturna. Naquele tempo, isso não foi relacionado a nenhum problema alimentar. Em 1865, um tipo de cegueira foi identificado, no Brasil, em escravos mal alimentados, e a "cegueira brasileira" foi associada a problemas nutricionais. Posteriormente, essa deficiência foi descrita como carência de retinol, ou vitamina A. Portanto, a vitamina A desempenha importante função em nossa visão, na estrutura da pele, no sistema imunológico e no sistema reprodutor. Os primeiros sintomas sugestivos de falta de vitamina A incluem cegueira noturna, problemas ósseos e dentários e pele seca e áspera. Definitivamente, a vitamina A é de crucial importância para a aparência da pele e do rosto, e é encontrada em muitos alimentos, como fígado, ovos, legumes e verduras. Uma forma de vitamina A é encontrada nas cenouras e é conhecida como betacaroteno. Há indícios de que a vitamina A pode diminuir a incidência de alguns tipos de câncer. No entanto, a dose diária ideal é ainda desconhecida, e o excesso de vitamina A pode causar problemas sérios como enfraquecimento ósseo e distúrbios hepáticos, entre outros. A ingestão de vitamina A é muito importante, mas deve sempre ser feita sob orientação de um médico ou de um farmacêutico. Nas últimas duas décadas do século XX, a "antiga" vitamina aprendeu novos truques. Os estudos do doutor Kligman colocaram a vitamina A em uma importante posição no que concerne aos cuidados com a pele e ao rejuvenescimento dérmico. A vitamina A e seus derivados, como o Retin A, são produtos que demonstram efeitos benéficos nos tratamentos contra envelhecimento, danos causados pelo sol, controle de rugas e algum grau de prevenção de câncer de pele. Novamente, efeitos colaterais foram observados, e portanto o uso deve ser efetuado sob supervisão profissional.

Vitamina C

A vitamina C foi isolada inicialmente em 1928 pelo bioquímico Alert Gyorgyi. Desde as inéditas publicações do doutor Linus Pauling, em 1970, com seus relatos a respeito dos efeitos da vitamina C no resfriado comum e na gripe, ela tornou-se a mais famosa das vitaminas. A vitamina C tem sido empregada em diferentes áreas médicas e talvez seja a mais conhecida e usada de todas as vitaminas. Ela desempenha um papel importante no sistema imunológico, na cicatrização de feridas e na estrutura normal da pele. Em 1990, após vários estudos, inclusive uma pesquisa realizada na Duke University, a vitamina C passou a ser o maior avanço científico nos cuidados faciais e tem sido descrita como a revolução antiaging do século. Pesquisas científicas demonstraram que, aplicada na pele, ela ajuda a estimular a produção de colágeno, que é fundamental para a estrutura da pele saudável. À medida que envelhecemos, a produção de colágeno diminui, e a pele começa a mostrar sinais visíveis de degeneração sob forma de linhas e rugas. A vitamina C parece ter importante papel na continuidade da produção de colágeno e, portanto, dá à pele uma aparência jovem e saudável. Ela também tem sido descrita como o mais potente antioxidante, com a habilidade de neutralizar e contra-atacar os efeitos dos radicais livres, conhecidos como a principal causa dos sinais de envelhecimento. Finalmente, ajuda a proteger a pele contra as radiações UVA e UVB, presentes na luz solar, que causam danos significativos à pele. A vitamina C tem sido usada não apenas em cosméticos, mas também em protetores e bloqueadores solares. Ela está agora presente em vários cosméticos, isoladamente ou em combinação, como qualquer outro produto para tratamento da pele. Pode também apresentar alguns efeitos negativos. A maior parte das peles a tolera, mas em alguns poucos casos pode ocorrer escamosidade ou secura. Reações alérgicas são raras, mas, como qualquer outro tratamento médico, é desejável que não se use vitamina C ou outro produto cosmético sem supervisão médica.

Capítulo 9

Deixando o corpo jovem

> *"Cuide do seu corpo.
> É o único espaço que você tem para viver!"*
> Jim Rohn

Tradicionalmente, o rejuvenescimento facial está na linha de frente da batalha contra o envelhecimento. Mas não há dúvida de que o restante do corpo também passa pelo mesmo processo de envelhecimento que o rosto. A necessidade de procedimentos para o rejuvenescimento do corpo é enorme. Enquanto o lifting facial era desenvolvido, técnicas para melhorar outras partes do corpo também foram criadas, entre as quais, a abdominoplastia, a lipoaspiração e os tratamentos para pernas e braços. Mesmo procedimentos para as mãos e para os pés têm se tornado, gradualmente, mais comuns. Da mesma maneira que as pessoas desejam tratamentos não invasivos para o rosto, elas também procuram essas alternativas para o restante do corpo. Hoje em dia, podemos realizar cirurgias que não eram possíveis anteriormente. Se alguém perguntar a dez pessoas, é bastante provável que todas elas prefiram procedimentos que não exijam anestesia geral ou qualquer internação. Além disso, muitas vezes as pessoas não podem dispor de quatro ou seis semanas para se recuperar de uma cirurgia facial.

Futuramente, uma dramática mudança nos procedimentos cirúrgicos maiores deverá ser observada, e eles se dividirão em múltiplas cirurgias não invasivas. Acredito que nem mesmo realizaremos grandes intervenções cirúrgicas no futuro, e as tendências que observamos agora com os procedimentos não invasivos de rejuvenescimento facial também se estenderão ao resto do corpo. No entanto, algumas das cirurgias para rejuvenescimento corporal que têm tido alta demanda continuarão a ser empregadas em algumas situações. O que se observa hoje é que cada vez mais os pacientes vêm cuidando do processo de envelhecimento progressivamente mais cedo. Felizmente, quando o diagnóstico do processo de envelhecimento é feito cedo, as chances de sucesso dos tratamentos não invasivos são muito maiores.

O processo de envelhecimento do corpo

As mudanças anatômicas e fisiológicas que acontecem no rosto também acontecem no corpo. Com o envelhecimento, a estrutura óssea que sustenta o corpo sofre uma alteração dramática. Ocorrem absorção óssea e redução da coluna vertebral, que afetam a postura, a altura e o modo como o corpo é sustentado. Ao mesmo tempo em que a estrutura óssea se torna fraca e encolhe, os músculos de todo o corpo se tornam flácidos e perdem sua tonicidade, o que resulta na queda das estruturas. Essa mudança é facilmente observada na parte posterior dos braços e nas nádegas. Por todo o corpo, o que se vê é uma queda acentuada da tonicidade muscular e da postura. Assim como os tecidos frouxos do rosto são afetados pela lassidão e ocorre afrouxamento do envoltório cutâneo, uma perda de tonicidade acontece também nos tecidos moles, na pele e nos músculos, que resulta na propensão da pele de braços, pernas e região abdominal a cair.

Ao mesmo tempo em que os músculos perdem seu tônus e os ossos diminuem de volume e de tamanho, a gordura geralmente aumenta. O aumento de depósitos de gordura varia de um paciente para outro e de um sexo para o outro. As mulheres apresentam tendência de acumular depósitos de gordura nos quadris e nas nádegas, ao passo que os homens tendem a acumular gordura na região abdominal. Essas mudanças são mais frequentes em pessoas com mais de 35 anos e geralmente estão relacionadas a algumas alterações hormonais e a hábitos alimentares que promovem aumento de tecido gorduroso.

A pele, que é o envoltório de todo o corpo, sofre como resultado de anos e anos de exposição aos elementos ambientais, como radiação solar, condições climáticas e traumatismos em geral. A pele, particularmente, sofre acentuado encarquilhamento, rompimento de veias, descoloração, espessamento, presença acentuada de manchas ou verrugas e lesões hiperpigmentadas. Fatores como gestação, acidentes, cortes, traumatismos e doenças ósseas podem também afetar a anatomia do corpo. É importante compreender as alterações que ocorrem no corpo porque elas estão diretamente relacionadas às queixas apresentadas geralmente pelos pacientes. Por sorte, foram desenvolvidos procedimentos para responder às preocupações com essas áreas problemáticas do corpo e as queixas em relação a elas.

Pescoço

A maneira pela qual o pescoço de uma pessoa envelhece depende do sexo e do tipo físico. O envelhecimento do pescoço se dá sob duas formas: o "pescoço de peru" e o "pescoço curto".

O pescoço de peru

É chamado de pescoço de peru aquele que possui muita pele e no qual a ação muscular sobre ela é muito intensa. Normalmente, a pele é muito fina e danificada, aparecem muitas veias rompidas, manchas avermelhadas e escuras, e muitos problemas de pigmentação. Por causa da ação muscular subjacente, costuma notar-se um excesso de pele pendente. Existe um músculo especial no pescoço, chamado platisma, que é o principal responsável pela aparência de pescoço de peru. No passado, o tratamento primário para a condição de pescoço de peru era o clássico estiramento do pescoço. No entanto, esse procedimento tradicional pode ser bastante traumático. Ele utiliza uma incisão que se inicia acima das orelhas e segue rodeando a nuca. Esse tratamento invasivo é feito com anestesia geral ou sedação endovenosa e exige bastante tempo de recuperação. Isso acontece porque é feita uma dissecção extensa, e a separação entre pele e músculos pode causar sangramento, cicatrizes, infecção e outras complicações. Se o paciente pode dispor de bastante tempo de recuperação, essa cirurgia oferece resultados impressionantes.

Como a maioria dos pacientes não pode enfrentar o longo período de recuperação do clássico lifting de pescoço, existem recentes tentativas de realizar uma combinação de procedimentos não invasivos para corrigir esse problema. Como a condição inicial é causada por diferentes fatores, em diferentes níveis, o tratamento deve ser realizado via procedimentos múltiplos. Não se deve enfrentar um problema de pescoço com um único procedimento. Em uma combinação de procedimentos, o paciente pode obter excelentes resultados. Geralmente, nesse tipo de tratamento, combinam-se três procedimentos:

- Controle muscular pelo uso de elevação de fibras.
- Fortalecimento da pele.
- Engrossamento da pele, que é um processo de restauração cutânea.

Tratamentos especiais também podem ser incluídos para acentuar e aumentar a aparência juvenil do paciente. Por exemplo, se há pelos indesejados, a remoção com IPL pode ser extremamente benéfica. A remoção de lesões cutâneas e de verrugas no pescoço também pode aumentar a saúde em geral e a aparência do pescoço. Embora não seja necessário fazer repouso, o processo pode ser lento. A combinação de procedimentos múltiplos pode levar de seis meses a um ano para ser completada. A despeito da extensão do período que um paciente deve esperar para obter os efeitos estéticos desejados, tende-se a preferir procedimentos não invasivos em vez dos métodos tradicionais. Recentemente, novas técnicas cirúrgicas foram desenvolvidas e mostram-se promissoras porque apenas a anestesia local é usada, e a intervenção é minimamente invasiva. Novos procedimentos de elevação de fibras estão se tornando mais populares e parte do arsenal cosmético, prometendo grandes resultados com um mínimo de trauma e com anestesia local. Mais uma vez, os mesmos princípios que se aplicam ao rosto também servem para a região do pescoço. Precisamos de controle muscular, estiramento, fortalecimento e reparação da pele.

O pescoço curto

Outro problema comum do pescoço é conhecido como pescoço curto ou pescoço gordo. Isso é quase o oposto do problema do pescoço de peru. Com o pescoço de peru, nota-se bastante ação muscular. Com o pescoço curto, a anatomia do pescoço modificou-se tanto que não se pode perceber a definição entre a linha do pescoço e o cabelo. Esse tipo de pescoço, geralmente, tem adequada condição de pele, mas apresenta alguma pele solta. Em geral, há quantidades significativas de depósitos de gordura, e a anatomia da área do pescoço fica um tanto deformada. Os músculos parecem estar quase destacados da área do pescoço, o que resulta em uma linha reta da face ao peito. A perda de definição da face ao peito tem sido a queixa mais frequente nos pacientes que apresentam essa condição.

Os tratamentos procuram melhorar a anatomia, as curvas e as linhas entre a face e o pescoço. É importante ter uma boa definição entre a linha da mandíbula e o pescoço, de outro modo a aparência da face será prejudicada. Embora as condições da pele nesse tipo de pescoço sejam, em geral, melhores que as do pescoço de peru, o uso de lasers, IPLs e uma boa reparação da pele é ainda importante. Desde que haja alguns depósitos de gordura, a lipoaspiração pode ajudar em alguns casos. Depois que a remoção de gordura e a reparação da pele forem realizadas, o esticamento da pele deve ser feito. Tanto o lifting tradicional como um minirrejuvenescimento facial modificado podem ser realizados. Um procedimento de lifting das fibras pode ser usado com excelentes resultados na restauração do contorno e das linhas do pescoço, proporcionando ao paciente uma aparência mais jovial.

Algumas vezes, um lifting da face deve ser realizado para melhorar a aparência do pescoço. O lifting do pescoço isoladamente pode não dar os resultados desejados porque é preciso tracionar a pele para cima e para os lados para se obter uma boa definição do queixo, da linha mandibular, da angulação da mandíbula e da linha do pescoço. Embora o pescoço seja uma das áreas mais difíceis de tratar, ele é a segunda área mais solicitada para tratamento depois da face. Por causa dessa alta demanda, temos certeza de que novos procedimentos serão desenvolvidos. Para complicar a questão um pouco mais, a variedade dos casos é extremamente grande, e vai do pescoço de peru pregueado ao pescoço curto muito gordo. Para fazer frente a essas diferenças individuais, os tratamentos devem corresponder às necessidades de cada paciente. Infelizmente, por causa da anatomia do pescoço e de seu alto grau de movimentação, os tratamentos para seu rejuvenescimento apresentam curta duração, não obstante o procedimento empregado. Manutenção expressiva e procedimentos de acompanhamento devem ser realizados com frequência para manter os resultados desejados.

Fatores como doenças da tireoide, obesidade e alguns tipos de medicamento podem afetar a aparência do pescoço. Tratar as doenças pode melhorar a aparência do pescoço. Consequentemente, sempre recomendamos a avaliação geral da saúde do paciente, porque saúde e beleza andam juntas. Ninguém pode ficar assoprando contra o vento, ou seja, tratar um pescoço cuja condição seja causada por uma doença sistêmica. Geralmente, dietas e exercícios podem ajudar a controlar a situação médica e ajudam a manter os resultados do tratamento estético do pescoço.

Seios

O envelhecimento do tórax é menos pronunciado nos homens e mais intenso nas mulheres por causa dos seios. Os seios de uma mulher sofrem provavelmente as mais significativas alterações do corpo, em virtude das mudanças ocorridas na vida dela. Puberdade, gestação, alterações hormonais, ganho ou perda de peso podem alterar a forma dos seios. Geralmente, ocorrem dois tipos de queixas relacionadas aos seios, a ptose e a hipertrofia. Na ptose, os seios tendem a atrofiar. A mulher se queixa de ter seios pequenos, achatados e caídos. Assim como em outros casos, existem diferentes graus de ptose. Para diferentes graus de ptose, há diferentes graus de tratamentos. Na hipertrofia, as mulheres têm seios grandes e pesados, que tendem a cair. Ela varia de leve até a gigantomastia. Nos casos graves de hipertrofia, os seios podem, algumas vezes, atingir de 20 a 30 por cento do peso corporal. Seios muito grandes constituem um sério problema médico por causa do peso excessivo que recai sobre a espinha e o pescoço.

Procedimentos não invasivos como os lasers, variação de frequência e outras máquinas ainda não mostraram suficiente eficiência no tratamento de problemas dos seios. Por ora, a solução para o envelhecimento dessa região ainda é cirúrgica. No entanto, a cirurgia melhorou consideravelmente. A primeira operação de aumento de seios foi realizada em 1890 com injeções de parafina. Em 1920, essa técnica foi substituída pelo transplante de gordura. Tecidos gordurosos eram cirurgicamente retirados do abdômen e das nádegas e transferidos para os seios. Em 1950, "bolsas" de polivinil eram usadas com frequência para conseguir seios fartos e mais salientes. Embora inventado no início dos anos 1960, foi somente por volta de 1980 que o implante de silicone, como conhecemos, realmente passou a ser usado. Tratamentos não invasivos para os seios, entretanto, ainda precisam ser desenvolvidos. Não existem tratamentos ou procedimentos significativos que não envolvam alguma forma de cirurgia. Apesar das propagandas de cremes e sutiãs, nada existe ainda para melhorar os seios. Existem dispositivos para levantá-los e sustentá-los, mas ainda é preciso descobrir um equipamento que realmente faça diferença.

Ao se rever a história da cirurgia de seios, é absolutamente incrível verificar seu progresso. Essa cirurgia costumava ser uma grande operação, frequentemente com enxerto de pele, perda de sensibilidade, perda de capacidade de amamentação, transfusões sanguíneas e anestesia geral. Ela deixou de ser um grande empreendimento e passou a ser um procedimento tranquilo, menos traumático e menos agressivo para a paciente. A maioria dos procedimentos mamários hoje em dia consegue preservar a sensibilidade em torno da área do mamilo. Embora grandes melhorias tenham sido implementadas, ainda é uma cirurgia e requer algum tempo de recuperação e alguma forma de anestesia geral ou sedação endovenosa.

Estatísticas de cirurgias plásticas no Brasil
Dados da Sociedade Brasileira de Cirurgia Plástica

Em quatro anos, o número de cirurgias estéticas de mama (aumento e redução) ultrapassou o de lipoaspirações no Brasil, segundo pesquisa Datafolha encomendada à Sociedade Brasileira de Cirurgia Plástica (SBCP). De um total de 629 mil procedimentos de médio e grande porte feitos em

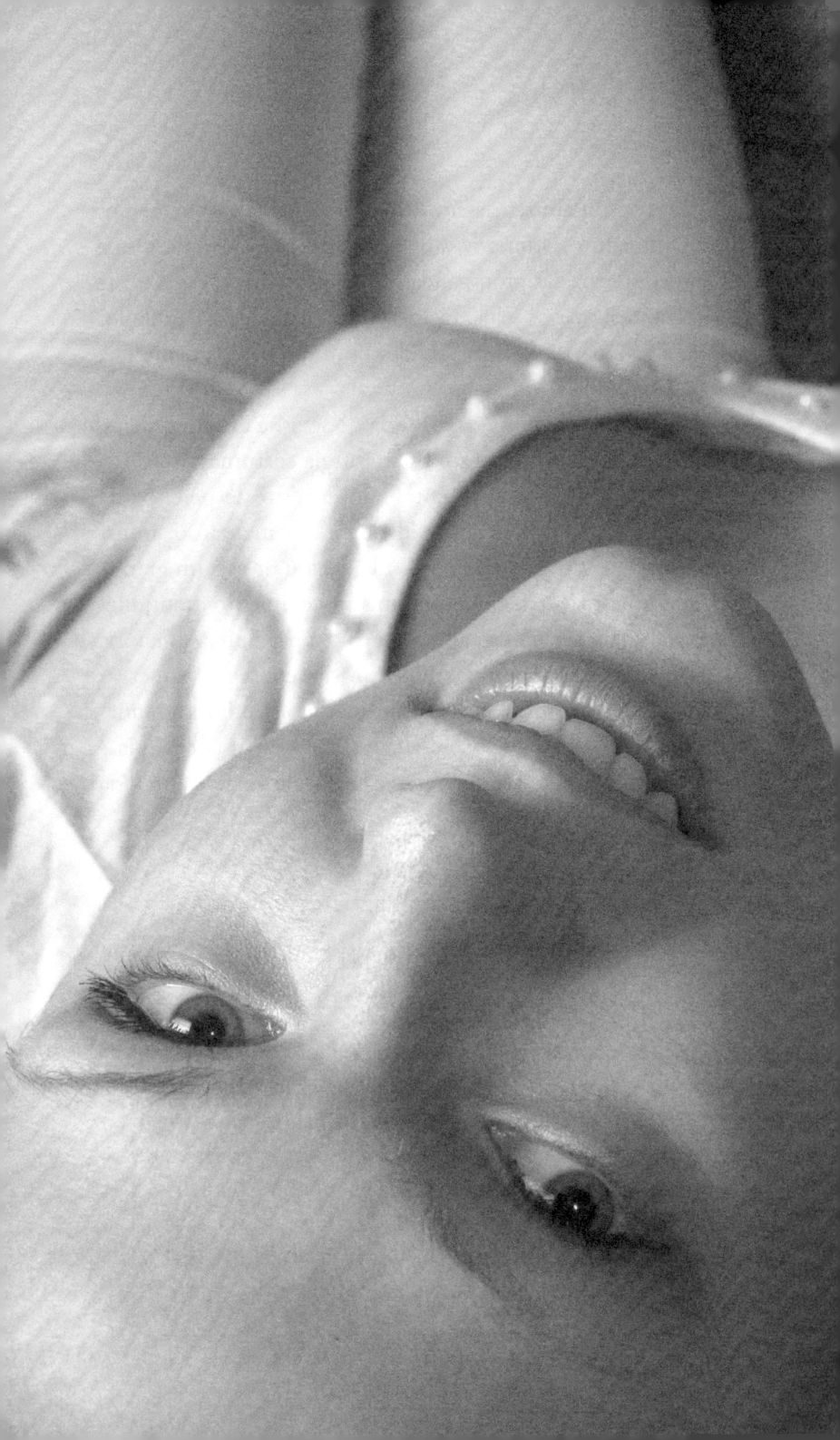

2008, 151 mil foram de mama e outros 91 mil de lipoaspiração.

Em 2004, no último levantamento da SBCP, as lipos totalizaram 198.137 cirurgias, e as cirurgias de mama foram 117.759. No total, realizaram-se 616.287 cirurgias. O Brasil ocupa o segundo lugar no ranking mundial de cirurgias plásticas e só perde para os Estados Unidos. Uma das explicações da entidade para a queda do número de lipoaspirações nas estatísticas é a de que muitas cirurgias passaram a ser feitas por médicos, e não por cirurgiões plásticos. Cirurgiões gerais também podem fazê-las. A não especialização tem sido apontada com uma das causas das complicações na lipoaspiração. Segundo o Conselho Regional de Medicina do Estado de São Paulo, dos 289 médicos processados na área estética de 2001 a 2008, 283 não eram especialistas em cirurgia plástica.

Na avaliação do presidente da SBCP, José Tariki, o crescimento da cirurgia de mamas em relação à lipoaspiração é explicado, em parte, por uma maior confiança na técnica. "As próteses avançaram muito. O gel [de silicone] não é mais líquido, o que impede que ele invada outras áreas do corpo. Com isso, as pacientes que tinham medo começaram a procurar [pela cirurgia]", afirma. A pesquisa mostrou que as cirurgias de aumento dos seios são 74 por cento mais frequentes que as de redução: 96 mil contra 55 mil. "O conceito era que o brasileiro gostava de mama pequena e bumbum grande. Hoje, ter mama grande deixou de ser problema. Na década de 1990, só 10 por cento eram

> de aumento e 90 por cento eram de redução", diz Tariki. "Estamos vivendo uma americanização do padrão e do gosto por seios volumosos", emenda Paulo Roberto Leal, diretor científico da SBCP e chefe do Serviço de Cirurgia Reconstrutora do Instituto Nacional do Câncer (INCA).

O tratamento dos seios em ptose (caídos) é o reerguimento, e há várias maneiras de realizá-lo. Os procedimentos mais comuns tendem a ser aqueles em que há um mínimo de cicatrização. Por exemplo, há uma cicatriz com a aparência de um T invertido com uma incisão vertical e horizontal. Há a cicatriz com a forma de L, que evita uma incisão na parte mais interna do seio. Como mencionado anteriormente, a tendência são os procedimentos com a menor quantidade de cicatrização. Uma das maiores vantagens das cirurgias de seios é o uso de implantes. Embora muito controversos, os implantes mamários são muito populares. Em 2008, 151 mil mulheres fizeram redução de mamas.

O procedimento mais comum para tratar a hipertrofia de seios é a cirurgia de redução mamária. Antes da operação, o cirurgião pede que a paciente se sente aprumada, de modo que ele possa desenhar as marcas cirúrgicas sobre o seio. As marcas servem para indicar a posição vertical dos seios de modo que incisões apropriadas possam ser feitas durante a cirurgia, enquanto a paciente está deitada. Durante a cirurgia, uma incisão é feita sobre as marcas cirúrgicas. Abas são criadas em ambos os lados do seio, e a pele excessiva, a gordura e o tecido glandular são extraídos. Na maioria dos casos, os mamilos são movidos para uma posição mais alta do seio, mas permanecem ligados aos nervos e aos vasos sanguíneos. Para seios muito grandes, no entanto, pode ser necessário remover os mamilos e implantá-los numa localização totalmente nova. Nesses casos, os mamilos são removidos dos tecidos subjacentes e frequentemente ocorre perda da sensibilidade no mamilo e na aréola. Após a cirurgia, as abas de pele (que estiveram acima do mamilo) são rearranjadas ao redor e abaixo dos seios, empurradas para a frente do seio ao redor do mamilo e suturadas no lugar. A redução de tecido mamário e da pele diminui o peso dos seios e remodela-os na proporção adequada. Depois do procedimento, os pontos permanecem em torno da região da aréola e do mamilo, em um linha vertical abaixo do mamilo e horizontalmente sob o seio. Se os seios não forem desmesuradamente grandes, algumas técnicas cirúrgicas podem evitar totalmente a cicatriz horizontal.

Pelos

Para destruir os folículos e remover os pelos, pode-se utilizar a eletrólise, um procedimento que consiste na aplicação de uma corrente elétrica em determinada área da pele. Esta técnica remove os pelos com menos traumas e melhores resultados do que o barbear tradicional ou os cremes removedores de pelos, como cera quente e fitas gomadas. A eletrólise foi uma técnica muito popular nos anos 1970, mas tem perdido espaço para técnicas mais modernas e eficientes, como fotodepilação e laser. A maior vantagem da eletrólise é a simplicidade e o baixo custo. O procedimento pode ser realizado com segurança mesmo no conforto da casa do paciente. Muitos aparelhos existentes no mercado podem ser usados em casa sem nenhuma intervenção médica. O preço é muito mais acessível que os tratamentos a laser agora utilizados. Infelizmente, os resultados não são confiáveis e variam conforme o tipo de pele e a área que necessita ser tratada. Não obstante, se funciona para o seu tipo de pele, pode ser uma boa opção para você. Você poderá encontrar diferentes tipos de aparelhos eletrolíticos para remoção de pelos nas lojas, nos catálogos, na internet, e até mesmo em lojas de conveniência, por preços bastante razoáveis.

Calvície e cabelos

A calvície é considerada há muitos anos um problema indesejável. Em nossa sociedade, a perda de cabelos significa não somente a perda da juventude, mas também, com muita frequência, a perda de autoestima. Diferentes culturas ao longo da história também tiveram problemas com a calvície. O melhor exemplo histórico de um problema de autoestima é a lenda de Júlio César, imperador romano que, segundo consta, usava sempre uma coroa de louros para encobrir a perda de cabelos. Naquele tempo, a tradição indicava que cabelos longos eram um símbolo de vigor. Existem outras histórias, como a de Sansão e Dalila, que associam cabelos a vitalidade e força. Historicamente, não é surpreendente que a calvície tenha sido uma considerável causa de tensão não só para os homens, mas também para as mulheres. Trata-se de um problema muito comum, que afeta aproximadamente 60 por cento da população masculina durante o processo de envelhecimento. Com base nos relatórios das clínicas de cabelos dos Estados Unidos, cerca de 10 por cento dos transplantes de cabelos são realizados em mulheres. Esse problema é devastador para o sexo feminino. O transplante de cabelos foi descrito na literatura médica em 1939 por um dermatologista japonês, o doutor Okuda. Cerca de 14 anos mais tarde, o doutor Fujita também apresentou uma técnica para transplante de cabelos. Embora os princípios continuassem os mesmos, o novo método transformou os procedimentos de restauração capilar em um procedimento muito sofisticado. As novas técnicas e instrumentos cirúrgicos tornaram o procedimento simples e mais rápido para o médico, menos dispendioso para o paciente e com resultado mais natural. Sem dúvida, o processo de restauração capilar é um dos maiores sucessos da medicina moderna, ajudando milhões de homens e mulheres desencantados em todo o mundo. É uma tendência global. Em 2006, visitei um centro de tratamento de cabelos no Rio de Janeiro e fiquei muito impressionado com o trabalho do doutor Henrique Radwanski, seu diretor.

Feridas, cicatrizes e marcas

As feridas sempre constituíram um desafio para os cuidados médicos. O termo "feridas" é muito amplo e inclui diferentes tipos de problemas. Nas feridas faciais, os problemas mais comuns estão relacionados a traumas, acidentes e ferimentos crônicos, como abscessos e complicações de acne. A inflamação da área ao redor do folículo piloso também provoca significativos problemas de ferimentos, especialmente na população afro-americana. O primeiro passo no tratamento dos ferimentos é determinar a causa e tratar de modo adequado. Nos casos de ferimentos infectados, que apresentam pus, inchaço e dor, podem ser necessários antibióticos por via oral ou tópica. Embora existam várias pomadas antibióticas no comércio, estudos recentes recomendam evitar o uso de antibióticos no rosto, a não ser que haja recomendação médica. Podem ser usadas várias outras pomadas e cremes sem antibióticos que dão o mesmo resultado. Um costume muito popular é o de usar pomada com antibiótico triplo em todas as feridas, mas novos estudos têm demonstrado que isso não é uma boa prática. Os antibióticos nunca devem ser usados desnecessariamente, para evitar resistência das bactérias. Esse tem sido um dos principais problemas no uso de antibióticos, e se aplica muito bem no que diz respeito aos cuidados com as feridas.

A maioria das feridas da face pode ser tratada com higiene local, cremes e pomadas com antibióticos. Especialmente nos casos de acne e foliculite, que é uma inflamação do folículo piloso, a terapia a laser pode também ajudar. Geralmente, uma ferida leva de sete a dez dias para sarar. Se não sarar durante esse período, ela merece uma investigação médica para identificar outros problemas que estejam agravando o processo infeccioso – como diabetes, lúpus e outras doenças. Uma ferida no rosto que não seja causada por algum trauma, barbear ou acne, particularmente em indivíduos com pele delicada ou com longa história de exposição ao sol, deve levantar a suspeita de câncer de pele. Quaisquer feridas no rosto que não se curam adequadamente ou continuam sempre aparecendo devem ser discutidas com o médico, pois podem ser um sinal de câncer de pele. Feridas faciais conduzem a cicatrizes faciais, e estas representam um significativo impacto na autoestima da pessoa. Numa tentativa de prevenção, trate as feridas da face tão logo seja possível, para evitar a formação de cicatriz. Finalmente, feridas podem ser produzidas pelo próprio tratamento. Esfoliações químicas a laser e cirurgias na face, naturalmente, provocam feridas; cuidados devem ser tomados para evitar e minimizar uma cicatriz. O paciente tem um papel muito importante no processo, pois a maioria das complicações e cicatrizes indesejáveis está relacionada aos cuidados com a pele que o paciente toma em casa, após a cirurgia ou procedimento. É muito importante discutir detalhadamente com o médico e compreender bem suas recomendações. É importante compreender os cuidados a serem tomados com o rosto depois de qualquer procedimento.

Gordura localizada

Para remover a gordura localizada, nenhum procedimento se mostrou tão eficaz quanto a lipoaspiração. Também chamado de lipossucção e, mais recentemente, lipoescultura, esse procedimento usa pequenas cânulas que, quando introduzidas debaixo da pele e sob aspiração positiva, removem conteúdos de gordura. Essa remoção relativamente controlada permite a redefinição do contorno da área corporal aspirada sem necessidade de grandes cortes. Essa técnica é relativamente nova, surgiu nos anos 1980, na França, e rapidamente se difundiu por todo o mundo.

Apesar dessa abordagem quase artística, é importante lembrar que a lipoaspiração não é de modo algum um procedimento pequeno. Todos os cuidados tomados em qualquer outro tipo de cirurgia devem também ser adotados na lipoaspiração, entre os quais a escolha de um profissional bem treinado e a preparação adequada antes da cirurgia, com testes pré-operatórios, testes e exames laboratoriais, e uma boa avaliação médica. A lipoaspiração foi provavelmente o procedimento cirúrgico que apresentou maiores avanços tecnológicos nos últimos 20 anos. O futuro promete ainda mais, e novos procedimentos já foram desenvolvidos para melhorar o contorno do corpo mediante remoção da gordura de áreas específicas.

Recentemente, uma nova tecnologia com ultrassom e lipoaspiração tornou-se muito popular. Conhecida como lipoplastia assistida por ultrassom, ou simplesmente LAU, ela utiliza a energia do ultrassom para liquefazer a gordura antes da sucção. Como resultado, a gordura é removida facilmente, com menos traumas nos tecidos ao redor. Essa técnica tem sido especialmente benéfica na remoção de grandes volumes de gordura. Mas há procedimentos ainda mais sofisticados, como o Vaser. Essa tecnologia usa diferentes aplicações de ultrassom para promover uma fácil remoção da gordura, diminuindo o tempo de cirurgia e, mais importante ainda, tornando menos dolorida a agressão aos tecidos e acelerando a recuperação.

É importante saber, porém, que a lipoaspiração não é um procedimento para perda de peso. Ela não deve ser considerada um substituto de um estilo de vida saudável, com dietas e exercícios. Se não houver controle de peso, a gordura voltará e o procedimento será perdido.

Orelhas

Otoplastia é o termo médico para cirurgia estética da orelha. Orelhas proeminentes e salientes podem ser fonte de constrangimento e até mesmo de angústia para muitas pessoas, especialmente as crianças. Diferentes técnicas foram desenvolvidas para dar forma e contorno com aparência mais natural às orelhas. Isso pode ser conseguido em qualquer idade, mas é preferível que seja executada após os seis anos, porque até os cinco as orelhas não estão totalmente formadas. Porém, é melhor realizar a cirurgia antes que a criança sofra trauma psicológico por causa das orelhas salientes. Apesar de ser um procedimento simples, devem ser tomados os mesmos cuidados gerais de qualquer cirurgia. Geralmente uma foto é feita antes e depois do procedimento realizado.

A cirurgia pode ser feita com sedação com anestesia local ou com anestesia geral; isso deve ser discutido entre a família e o médico. Embora orelhas proeminentes sejam um problema, para o cirurgião há diferentes problemas técnicos que causam o mesmo efeito. Existem diferentes cirurgias para problemas distintos. Tudo isso deve ser discutido com a família e o paciente. Alguns casos são muito simples e podem ser corrigidos até mesmo no consultório do médico. Geralmente, o paciente se recupera rapidamente e sem problema algum. Por alguns dias pode ocorrer dor moderada. É recomendável o uso de faixa em volta da cabeça para manter as orelhas na posição correta e evitar qualquer trauma. Equimoses podem ocorrer durante algumas semanas. Também aconselhamos os pacientes a dormir com um travesseiro macio e evitar dormir diretamente sobre a orelha. Outros problemas nas orelhas, como traumas, acidentes e cicatrizes podem exigir uma cirurgia estética. A forma normal da orelha é um ponto importante da beleza facial.

Nariz

Rinoplastia e ritidectomia são os nomes científicos de dois dos mais populares procedimentos estéticos, e de certo modo representam a cirurgia plástica e o rejuvenescimento facial. A rinoplastia se refere à cirurgia plástica do nariz e a ritidectomia é um termo médico para o rejuvenescimento facial. Esses procedimentos são muito comuns e clássicos. Novas técnicas e alta tecnologia resultaram em um procedimento seguro com rápida recuperação e menores riscos de complicações e cicatrizes. As cirurgias são realizadas agora com o menor número de cicatrizes possível, e os resultados são muito mais naturais. Os cirurgiões tornaram-se cada vez mais conservadores, no sentido de que pequenas cicatrizes substituíram as longas cicatrizes, e pequenos procedimentos, que são mais frequentes, substituíram os grandes procedimentos. Hoje em dia, na cirurgia plástica, menos é mais. Como regra, os pacientes estão interessados em mudar o perfil, a largura e a forma da ponta do nariz. Numerosas características do nariz podem ser melhoradas. É importante que ele fique natural e também que combine com o rosto e com o grupo étnico do paciente.

O procedimento pode ser realizado com anestesia local ou geral. A recuperação depende do número de características a serem alteradas e varia de uma a seis semanas; entretanto, espera-se que a maior parte dos pacientes possa desempenhar confortavelmente atividades leves já na primeira semana. No caso específico do nariz, a cirurgia plástica também pode beneficiar sua função. Pacientes com problemas respiratórios podem se beneficiar da cirurgia plástica por ambas as razões. No que diz respeito ao rejuvenescimento facial, trata-se de um procedimento bem conhecido, talvez o mais clássico da cirurgia plástica, que tem ajudado homens e mulheres há mais de 70 anos. As últimas técnicas cirúrgicas permitem um procedimento mais seguro, com um resultado natural e duradouro. Há várias técnicas diferentes, e as mais modernas envolvem uma abordagem endoscópica, que é o uso de luz para operar dentro da pele, tornando as incisões bem menores.

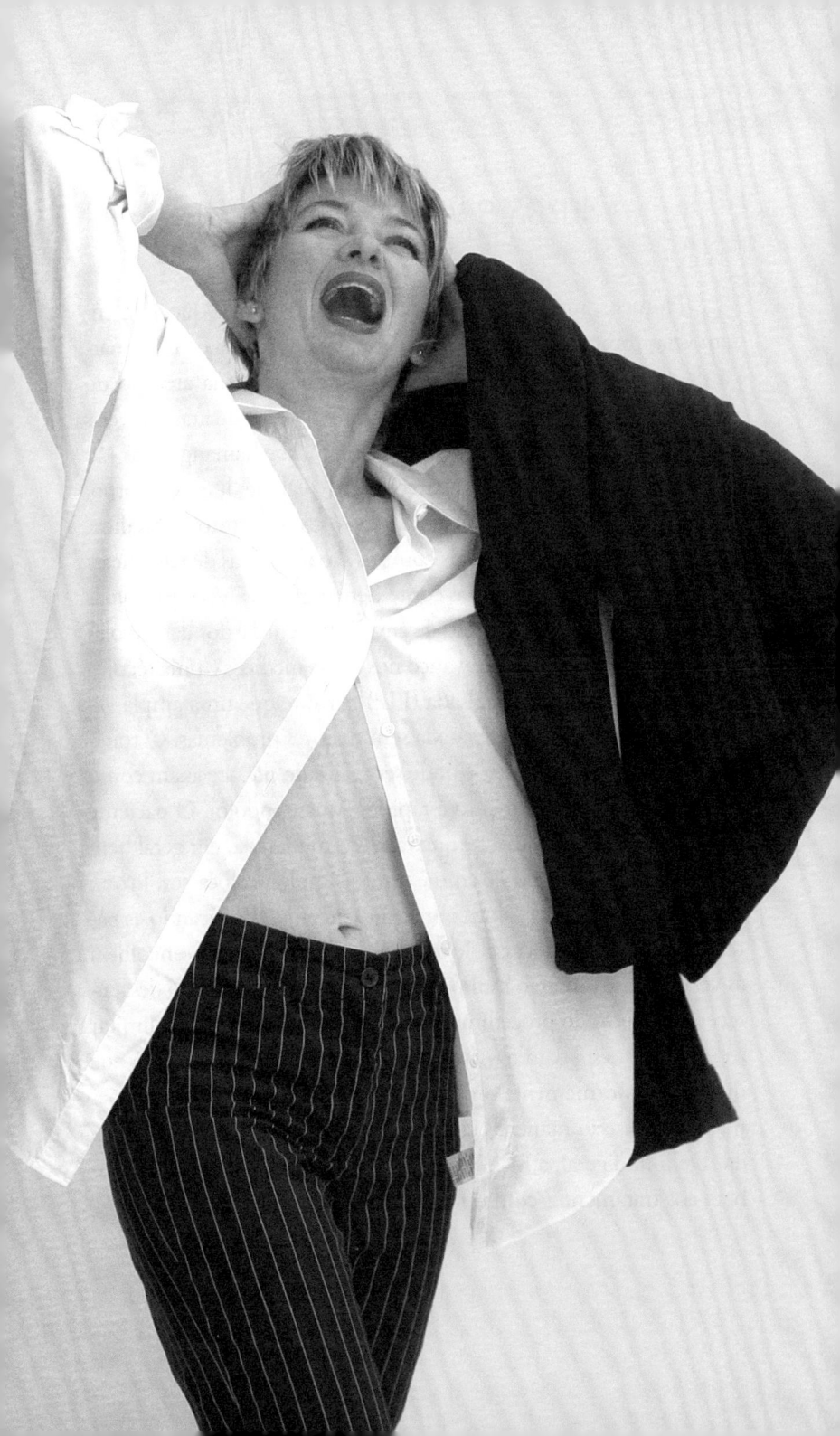

Varizes e vasos aparentes

Homens, mulheres e crianças de qualquer idade que apresentem veias rompidas ou lesões vasculares, seja na forma de uma marca de nascença ou de envelhecimento, necessitam da atenção do cirurgião plástico. Veias finas, semelhantes a teias de aranha, veias rompidas ou mesmo tumores venosos como os hemangiomas são problemas corriqueiros. Eles aparecem em qualquer lugar do corpo, mas os mais comuns são as pernas e o rosto. No rosto, especificamente, os dois problemas mais comuns são as marcas de nascença e as lesões vasculares conhecidas como hemangiomas. Veias rompidas ocorrem por causa do processo de envelhecimento e dos danos solares. Felizmente, um grande avanço nos lasers médicos e uma técnica denominada luz intensa pulsada (LIP) permite que uma ampla variedade de lesões possa ser tratada sem maiores problemas. O tratamento é seguro e eficiente, e pode ser realizado na face assim como no pescoço. O procedimento é rápido e quase indolor. O paciente pode sentir uma sensação de queimadura moderada, em geral bem tolerada. O mecanismo de ação é muito simples; coloca-se a luz ou o laser, que produzem calor, sobre a área afetada, danificando as paredes das veias. O processo de restabelecimento do corpo encolherá as veias, que se tornarão muito menos visíveis ou até mesmo desaparecerão. Depois do procedimento, os médicos recomendam limitar a exposição ao sol com o uso de bloqueador ou de filtro solar, o que diminuirá enormemente o risco de complicações. As complicações mais comuns são manchas cutâneas escuras ou claras na área tratada. De modo geral, a maioria das lesões vasculares responde muito bem aos tratamentos com luz ou com laser.

Estresse e saúde geral

Existe também um novo conceito de medicina chamado med-spa. O enfoque desse recurso de saúde é trabalhar com todas as variáveis do estilo de vida – saúde e relações com o ambiente – para que as pessoas consigam conservar uma aparência mais jovem. Uma clínica de med-spa tem como objetivo combinar as informações sobre saúde, medicina preventiva e cirurgia plástica para que o indivíduo possa ter uma boa aparência pelo maior tempo possível. Esse tem sido considerado o enfoque médico do século XXI. A palavra "spa" é derivada de uma cidade belga homônima; ali os centuriões romanos se recuperavam das batalhas. Em 1980, um grupo americano dirigido por Jane Crawford popularizou o terceiro med-spa. Jane Crawford e muitos outros grupos apresentaram programas em reuniões e seminários médicos. Centenas de unidades de med-spa foram abertas em todo o mundo. Uma pesquisa da Associação Internacional de Spas encontrou mais de 5 mil spas no ano 2000, e esse número hoje já deve ultrapassar os 15 mil. Os med-spas correspondem a 3 por cento de todos esses spas e são muito mais do que uma comodidade. É quase uma nova filosofia e uma nova abordagem da saúde. A ideia do med-spa é criar uma clínica que combine medicina estética e cuidados com a saúde. De acordo com esse conceito, a beleza não pode estar separada da saúde, e não se pode ter um rosto bonito num corpo doente. São clínicas para um programa amplo que inclui rejuvenescimento facial, cuidados da pele, medicina preventiva, modo de vida e aparência facial. O med-spa ideal é uma perfeita mistura de clínica médica e spa cosmético. A diferença fundamental entre uma clínica convencional e o med-spa é que as primeiras são estabelecidas para tratar as doenças e recuperar a saúde. O med-spa expandiu a abordagem conhecida como medicina contra envelhecimento; o objetivo principal é parecer mais belo, viver mais tempo e ter uma boa qualidade de vida.

Fazer ou não fazer cirurgia

Quem está infeliz com a aparência do pescoço, dos seios ou de alguma outra parte do corpo é um candidato ideal para uma cirurgia plástica. Entretanto, é importante lembrar que a cirurgia plástica destina-se à melhora, e não à perfeição. Além disso, para tornar a experiência um sucesso, é preciso escolher um cirurgião plástico qualificado. A seguir, alguns aspectos que devem ser considerados na busca de um potencial cirurgião cosmético ou plástico e algumas perguntas a serem feitas a ele:

- Os resultados desejados são realistas?
- Onde será realizada a cirurgia de pescoço ou de mamas e quanto tempo levará a sua realização?
- Qual procedimento seria o mais apropriado para melhorar a aparência de meu corpo (isto é, lipoaspiração, lifting de pescoço, aumento dos seios)?
- Que tipo de anestesia será empregada durante a cirurgia?
- Quanto custará esse tratamento e que outras despesas estarão incluídas nesse custo (isto é, taxa hospitalar, anestesia, etc.)?
- Qual o nível de experiência do cirurgião na realização do procedimento desejado?

- Que porcentagem de pacientes teve complicações com esse procedimento?
- Qual a linha de conduta do cirurgião em relação a corrigir ou repetir os procedimentos se a cirurgia não alcançar os resultados combinados?
- O que esperar, após a operação, em termos de irritabilidade, cicatrização, nível de atividade e assim por diante?
- O que o convênio médico cobre? Alguma vez esse médico teve algum problema com a cobertura de seu seguro devido a alguma falha técnica?

Capítulo 10

Prepare-se para o futuro

*"Eu não sei o que o futuro guarda,
mas sei quem guarda o futuro."*
autor desconhecido

Quando o século XXI chegou, trouxe consigo uma imensa herança de conhecimentos do século XX. Houve mais desenvolvimento das áreas de saúde e beleza durante esse período do que em toda a história até então. Começamos este século com a capacidade de transformar vidas. Mais do que nunca, agora podemos controlar nosso destino. Podemos nos sentir bem, viver melhor e por mais tempo. Pela primeira vez, podemos realmente controlar o que acontece com nosso corpo. Nos anos 1990, as novas tecnologias melhoraram incrivelmente os processos de rejuvenescimento. Apesar de querermos cumprir as previsões da ficção científica feitas no começo do século sobre como a tecnologia seria no final do século XX, realmente não conseguimos. Não temos ainda carros voadores, não podemos tirar férias na Lua, mas uma coisa é certa: estamos vendo um imenso crescimento da tecnologia, que nos ajuda no dia a dia em quase todos os aspectos da vida.

Hoje é possível quebrar o tabu que diz que nossos genes determinam nosso destino ou nossa saúde. As últimas duas décadas do século XX demonstraram que, sem sombra de dúvida, nossos genes não determinam nosso destino. Não é porque você acha que tem genes ruins que deve aceitar isso. É importante lembrar que os fatores externos, ambientais, podem ligar ou desligar nossos genes. Essa combinação de ligar e desligar genes, conhecida como modulação genética, desempenha um papel determinante na aparência, na qualidade de vida e até em sua duração. Saber isso permite que tenhamos maior controle de nosso destino.

Aprendemos que a interação dos hormônios, que agem como maestros da orquestra do corpo, controlam as funções corporais e a aparência. Cada célula e cada órgão são controlados por hormônios. Hoje temos o conhecimento e a tecnologia para mexer nas quantidades e nos níveis de hormônios do organismo, e por isso podemos rejuvenescer o corpo, tanto na forma quanto na função. Apesar de não podermos fazer o tempo andar para trás, pelo menos podemos comprar e otimizar tempo.

O século XXI abriu uma imensa porta, e agora depende de nós conseguir as vantagens que isso proporciona. Mudar o paradigma da saúde é nossa responsabilidade, como médicos e como pacientes. O progresso da medicina ao longo dos anos é bem claro. Primeiro pensávamos que as doenças eram coisa do demônio e não entendíamos a sua natureza. Assim que aprendemos que as doenças não eram possessões demoníacas do corpo, percebemos que podíamos diagnosticá-las. É como diz o antigo ditado: "Você só encontra o que está procurando, mas procura apenas o que conhece. E, se não conhece, não encontrará". Nós subimos um grande degrau da medicina e dos cuidados com a saúde, pois sabemos hoje que a doença é um processo orgânico, podemos ver sua ação no corpo. Depois de muitos anos de pesquisa, os médicos agora podem partir do simples conhecimento da existência da doença para conseguir tratá-la.

É verdade que encerramos o século passado com o conhecimento para cuidar de inúmeras doenças, mas não o suficiente. A prevenção é o próximo grande desafio. Sabemos que se prevenirmos o aparecimento de um evento, o desfecho será muito melhor. Agora, graças às inovações da medicina, podemos detectar doenças antes, tratá-las e evitar que piorem. A prevenção é um degrau maravilhoso, mas não é o degrau final. O maior degrau apareceu na virada do último século, quando aprendemos a manter a saúde. A primeira tarefa dos médicos de hoje é saber como manter a saúde o máximo possível, e não ter de tratar as doenças.

A manutenção da saúde

Todos os estudos e pesquisas demonstram claramente que nós não estaremos aqui para sempre e que a degradação do corpo é inevitável. Entretanto, queremos viver o máximo possível, ter a melhor aparência possível, ficar doente e morrer o mais rápido e confortavelmente possível. Como se pode ver, 4 mil anos de história nos levaram a tempos mágicos. Saímos de uma condição de não saber nada para o conhecimento de como são as doenças e de como ajudar os doentes, tratá-los, e eventualmente prevenir o adoecimento. Isso, de fato, não é a solução para todas as questões da saúde, mas sim para as questões financeiras. É muito mais efetivo e viável manter a saúde do que tratar a doença. Falando em termos financeiros, manter a saúde é um grande conceito e pode ser a chave para os sistemas de saúde.

A saúde otimizada

Acreditamos que o conceito de saúde otimizada é o futuro da medicina e dos cuidados com a saúde. Segundo esse conceito, as pessoas são vistas sob três aspectos:

- Avaliação estética.
- Avaliação de saúde e bem-estar.
- Avaliação hormonal.

A avaliação estética reflete a saúde, e, afinal de contas, todos querem ter boa aparência. As pessoas também precisam ser avaliadas segundo sua percepção de saúde e bem-estar. Por exemplo, qual a alimentação ideal? Que impacto o meio exerce? Qual o programa de atividades físicas adequado? Por muito tempo, o aspecto de bem-estar das pessoas foi negligenciado pelos médicos, e não sabemos bem o motivo. Talvez porque faltassem informações. Pessoalmente, acho que, apesar de ter aprendido muita coisa boa na faculdade de medicina, não aprendi o suficiente sobre alimentação, nutrição e exercícios físicos a ponto de ser capaz de orientar alguém. E isso é fundamental para avaliar e diagnosticar os níveis hormonais de uma pessoa, já que os hormônios são as substâncias químicas que disparam a maioria das mudanças do corpo.

A palavra "hormônio", por definição, indica substâncias produzidas em algumas áreas do corpo chamadas, geralmente, de glândulas. Os hormônios agem em órgãos distantes. Esse é um termo genérico, que abrange uma enorme quantidade de substâncias de natureza química diferente e funções específicas. Os hormônios participam de quase todas as funções corporais. Não poderia ser diferente com a pele. A aparência e as funções da pele também dependem, em parte, dos hormônios. Não resta dúvida de que a ótima quantidade de hormônios presente nas crianças e adultos jovens é responsável pela beleza e função de sua pele. Recentemente, um grande grupo de médicos, incluindo aqueles que se dedicam a tratamentos antiaging, tem recomendado reposição de hormônios. Entre os recomendados para serem repostos estão o hormônio de crescimento humano, o estrógeno e a progesterona, que são primariamente hormônios femininos. A testosterona, o mais importante hormônio masculino, junto com o hormônio tireoidiano, a melatonina e muitos outros são usados em reposições. Sabemos muito bem que os hormônios são benéficos para a juventude e a beleza, mas o que não sabemos é como esses hormônios devem ser repostos e a idade em que se deve começar a fazer isso. Não estamos perfeitamente cientes, portanto, e mais estudos são necessários para provar se o uso de hormônios é seguro. Esse é um assunto muito controverso. Uma vez mais, a beleza da pele depende da saúde do corpo.

Esses três aspectos precisam ser avaliados. Os médicos da estética, como os cirurgiões plásticos e os dermatologistas, que nunca se preocuparam com bem-estar, condição física e antiaging, agora serão forçados a fazê-lo, porque seus pacientes não terão boa aparência se não se sentirem bem, e não serão belos se não forem saudáveis. Do outro lado dessa balança estão os médicos tradicionais, e o mesmo acontecerá a eles. Não importa se são endocrinologistas, cardiologistas ou clínicos gerais, eles também serão forçados a considerar assuntos relativos à aparência, porque as pessoas querem parecer bem, principalmente quando elas se sentem bem. Se alguém acorda de manhã e não se sente bem, não tem nem vontade de escovar os dentes, isso nem importa. Mas se alguém acorda de ótimo humor e feliz, quer ter boa aparência e não deseja mostrar sinais de envelhecimento. Independentemente da idade da pessoa, ela perguntará ao médico: "O que posso usar no rosto para parecer melhor? O que eu posso usar para proteger a pele do sol? O que usar para melhorar unhas e cabelos?". Chegará um tempo em que o médico precisará saber tudo isso, mas não necessariamente precisará fazer tudo isso.

O que fazer para envelhecer sem ficar velho

Vivemos em uma época muito boa. Existem inúmeros tratamentos médicos para ajudar a melhorar a aparência e a saúde: vitaminas, hormônios, ervas, suplementos naturais, ótima alimentação e informação para saber o que fazer e o que comer. Mas sempre tenha em mente que é preciso orientação médica e profissional. Uma vitamina natural pode ser prejudicial se ela não for usada corretamente. Tome os devidos cuidados e desfrute desse imenso arsenal de produtos e recursos que estão disponíveis. Se você leu neste livro que o tempo não está ao seu lado, acredite: a tecnologia está.

Hoje, mais e mais médicos e clínicas estão juntando forças para compor uma abordagem multidisciplinar para as questões de antiaging, saúde, beleza e bem-estar. Embora a tarefa seja complicada, ela pode ser cumprida de maneira simples. O ponto de partida são os cirurgiões plásticos, que precisam aprender sobre saúde, e os clínicos gerais e outros especialistas, que precisam aprender sobre beleza. Porque, acredite ou não, saúde e beleza indiscutivelmente andam juntas! E essa abordagem só será bem-sucedida se forem considerados ambos os as-

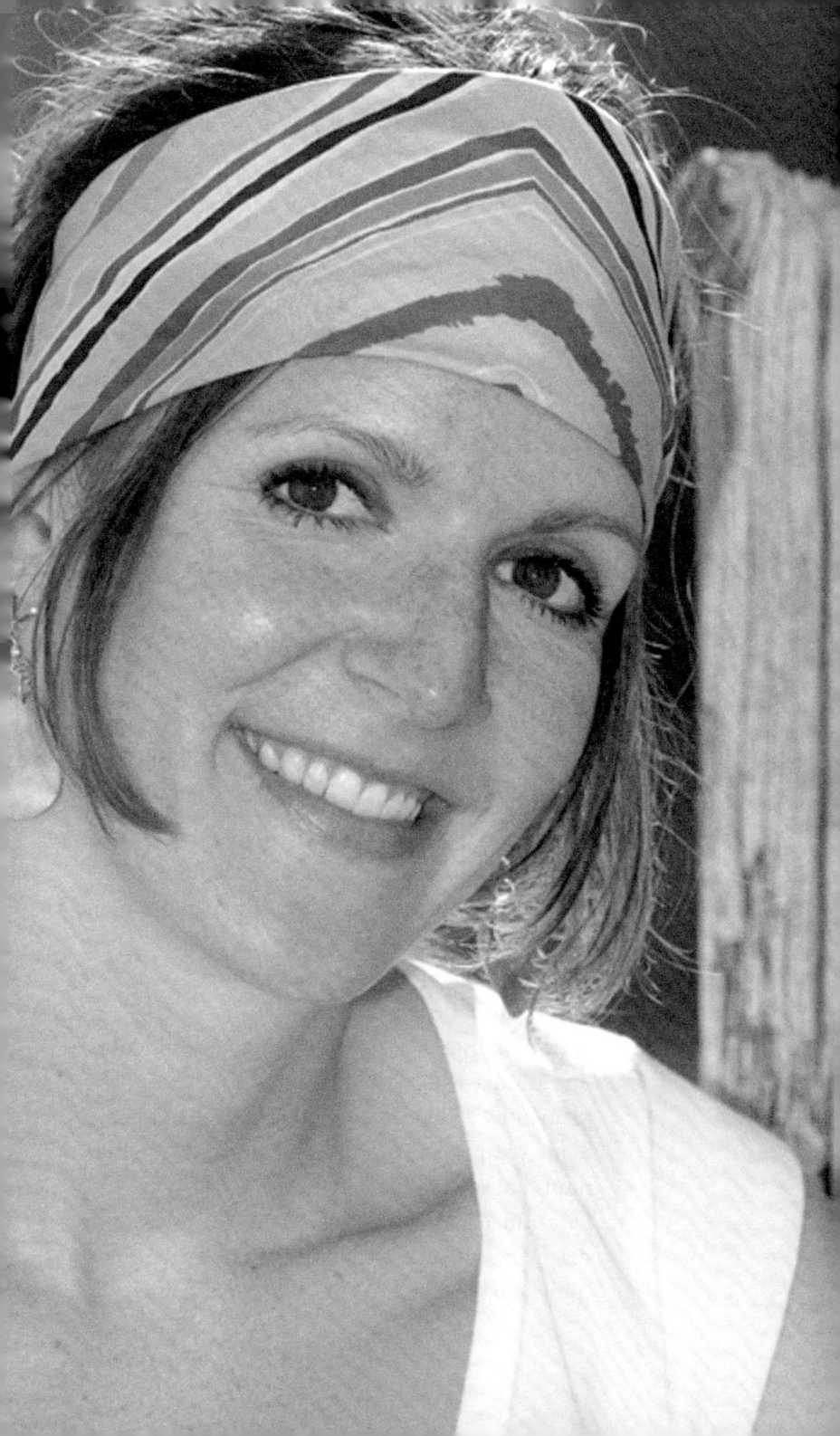

pectos, simultaneamente. Não se consegue a beleza verdadeira sem saúde. Esse é o futuro, e isso pode ser surpreendente. E a surpresa maior é que o futuro é agora.

Sete passos para envelhecer sem ficar velho

Sempre digo que envelhecer é inevitável, mas ficar velho não é. Veja aqui os sete passos que recomendo para viver e envelhecer sem ficar velho.

1) **Faça seu diagnóstico:** é preciso ser muito honesto com você mesmo, avaliar as tendências familiares e a real condição para progredir e obter resultados. Os passos são:
   - Pegue uma foto de pelo menos dez anos atrás e compare-a com sua aparência atual (olhe-se em um espelho).
   - Na hora do banho, faça também uma boa análise da aparência de seu corpo.
   - Faça uma lista de seus sintomas atuais, dificuldades, e uma lista de remédios, substâncias, complementos e vitaminas que você usa diariamente. Tente recapitular os problemas de saúde mais comuns em sua família.
   - Faça um relatório de suas atividades físicas e de sua dieta em uma semana comum. Pegue o seu "pior" e o seu "melhor" dia pelo menos.

- Compre uma balança e um aparelho de medir pressão.
- Faça uma lista das suas cinco maiores preocupações e dos cinco problemas mais comuns no trabalho e na família.
- Organize sua vida financeira. Faça uma boa análise do que você ganha e do que você gasta. É incrível como os problemas financeiros e de trabalho afetam a saúde e a beleza.
- Após essa análise, você estará apto a criar seu programa, que deve começar com um bom checkup médico.

2) **Consulte um médico e faça uma revisão geral:** leve sua lista e converse com ele, em detalhes, sobre tudo. Não há pergunta ridícula – ridículo é não perguntar. Fale de tudo, até de problemas emocionais, pessoais, disfunções sexuais, etc. Não há do que ter vergonha durante uma consulta médica. A meta mais importante é:

- Prevenção dos problemas de saúde mais importantes e de maior risco na sua família.
- Exames preventivos, como a mamografia e o exame de próstata, são exemplos de investigações importantes.
- Dieta.
- Vitaminas e suplementos nutricionais.
- Reposição hormonal bioidêntica, se necessário.
- Programa para parar de fumar.
- Avaliação física e liberação para exercícios físicos.

3) **Faça sua meta e seu programa:** após a consulta médica, e com o apoio do médico, elabore sua meta

com base em pelo três dos pontos acima. Porém, o mais importante é criar metas modestas e razoáveis:

- A dieta deve ser fácil e baseada em alimentos que você já come e em horários que se adequam às suas atividades. Evite metas muito ambiciosas e programas que estão fora do seu cotidiano.
- Comece um exercício físico, que deve ser feito também dentro de suas possibilidades. Não queira virar um campeão ou campeã olímpica da noite para o dia. O que é bom para seu amigo, vizinho ou colega de trabalho pode não ser o que você precisa. Faça para você e pensando em você.
- Reprograme suas atividades de lazer.
- Dê tempo para si e para as pessoas de que gosta.
- Se puder, trabalhe no que você gosta. Um trabalho indesejado é terrível para a saúde. Porém, nem sempre isso é fácil. Às vezes, vale a pena um sacrifício. Trabalhar não é fácil não, para ninguém!
- Faça um planejamento para melhorar sua condição financeira. Procure ajuda de um profissional da área. Alguns programas e empresas oferecem esse serviço, procure saber. Viver sem dívidas é melhor que Botox! Um tratamento dentário é mais importante que um carro importado, acredite. Você vem primeiro, sempre!

4) **Cuide da aparência:** mesmo fazendo todo o dever de casa, saúde totalmente em dia não garante uma boa aparência. O tempo causa danos, e um programa de manutenção pode gerar uma aparência jovem e saudável sem grandes transtornos. A cirurgia plástica tem sido uma grande aliada, especialmente hoje em

dia, com tratamentos não invasivos. Os procedimentos mais comuns para as diversas faixas etárias são:

- Entre 20 e 30 anos: tratamentos de pele, laser, luz pulsada, microdermabrasão, peelings químicos.
- Entre 30 e 40 anos: nessa faixa etária, além dos procedimentos mencionados anteriormente, as pessoas já podem se beneficiar de tratamentos como o preenchimento e a toxina botulínica (Botox®). As cirurgias são raras nessa idade, mas a lipoaspiração da região do pescoço pode ser de grande utilidade.
- Entre 40 e 50 anos: nessa idade as pessoas já podem se beneficiar dos procedimentos de lift, para a elevação da região das pálpebras e para melhorar o contorno facial. Porém, as novas técnicas permitem o rejuvenescimento facial sem cirurgia, com o uso de suspensão mais os procedimentos mencionados anteriormente. Algumas vezes, a remoção de pele nas pálpebras pode ser necessária; porém, sempre com restauração.
- Acima de 50 anos: nessa idade as pessoas podem necessitar, além dos procedimentos mencionados anteriormente, de cirurgia das pálpebras e de pequenas ressecções de pele, mas quem vem se cuidando pode não precisar de mais nada além da manutenção, com procedimentos citados anteriormente.

Claro que nada é para sempre, e um programa de manutenção é indispensável. Os procedimentos precisam ser repetidos para que o resultado seja mantido. A frequência mais comum é:

- Tratamento de pele: diariamente.
- Botox®: deve ser repetido depois de três a quatro meses.
- Preenchimento: os temporários variam de quatro a 12 meses, dependendo do fabricante.
- Laser: para pelos, deve ser repetido de três a cinco vezes, a cada dois anos, porém isso varia muito.
- Microdermabrasão: deve ser feita de uma a três vezes ao ano, para manutenção; porém, em casos de acne, rosácea e outras condições de pele pode ser utilizada mais frequentemente.
- Radiofrequência: dependendo do tipo de equipamento utilizado, podem ser feitas de três a sete sessões, e depois uma vez ao ano.
- Tesla: a mesma frequência da radiofrenquência, mas pode ser utilizado mais amiúde, pois é um tratamento indolor e relativamente barato.
- Lift: pode ser repetido de quatro a sete anos.

5) **Manutenção da beleza do corpo:** no caso da beleza e da juventude do corpo, muito também pode ser feito sem grandes interrupções das atividades normais, especialmente nas mulheres em que uma gravidez prévia pode ter causado grandes mudanças no contorno corporal. Também por volta dos 35 anos, tanto no homem como na mulher, alterações hormonais causam grandes mudanças no contorno corporal e no teor de gordura de regiões como abdômen e membros inferiores. O que você pode fazer:

- Controle o peso.
- Faça exercícios físicos.
- Faça procedimentos não invasivos. Os mais comumente utilizados são:

Contorno corporal. O contorno corporal pode ser melhorado com o uso de laser de CO_2, aparelhos de radiofrequência, microcorrente e, recentemente, os campos magnéticos. Esses procedimentos podem ser feitos em qualquer idade, com mínimo tempo de recuperação e bons resultados. Consulte seu médico para saber suas opções. Porém, informações preliminares podem ser encontradas na internet, inclusive com vídeos dos vários procedimentos. No Brasil, não é permitido colocar fotos de antes e depois de procedimentos, mas sites dos Estados Unidos podem ser muito úteis. Eu meu site há informações sobre todos os tratamentos disponíveis: www.surfaceantiaging.com.

Cirurgia plástica propriamente dita. Os procedimentos mais comuns em pessoas jovens são a lipoescultura e a prótese de mama, que são também os procedimentos mais comuns em cirurgia plástica. A miniabdominoplastia também é muito comum no tratamento do contorno corporal na região do abdômen, sozinha ou em associação com a lipoaspiração e a prótese mamária. São procedimentos seguros, que exigem curto período de hospitalização e recuperação, muito menos do que cinco ou dez anos atrás. Nas pessoas mais idosas, os procedimentos mais comuns são a abdominoplastia convencional (a cirurgia plástica da barriga) e a redução da mama. Esses procedimentos são também frequentemente associados à lipoaspiração e à prótese mamária. As cirurgias plásticas de braços e pernas também são mais frequentes em pessoas acima dos 60 anos. Uma combinação de procedimentos não invasivos, como o laser e a radiofrequência, também apresentam resultados espetaculares.

6) **Prepare seu ambiente externo:** uma vida saudável requer um ambiente saudável. Mudanças na casa, no vestuário e na agenda podem ser cruciais para o sucesso dos programas de restauração da saúde e da beleza. Hábitos saudáveis, como dormir e aumentar a ingestão de água, dependem muito das mudanças de hábitos pessoais. A simples compra de um filtro ou de uma jarra bonita e a diminuição da ingestão de refrigerantes podem ser muito importantes. Quem sabe também tirar a televisão do quarto e não lidar com problemas e contas após o jantar possam garantir um sono melhor e a produção de mais de cinco hormônios essenciais.

7) **Prepare seu ambiente interno e viva bem:** essa é uma missão difícil, mas não impossível. Mudar de atitude é sem dúvida a mais importante de todas as ações para viver mais e melhor. Parece simples, mas às vezes é muito difícil. Uma atitute positiva e jovem garante uma aparência jovem. Para essa mudança, vale tudo. Para ser bem-sucedido nesse processo, procure se conhecer, tenha uma meta de vida, mantenha as pessoas mais queridas por perto e, sem dúvida, faça uma reestruturação espiritual: atividades religiosas são muito importantes. Mais uma vez, hábitos saudáveis e positivos, companhias saudáveis e positivas, ambientes saudáveis e positivos. Não há nada melhor!

Finalmente, faça tudo. Faça bem feito. Faça sempre. Mas não se esqueça de que o mais importante não é a linha de chegada e sim a jornada que se chama VIDA. Por isso, antes de tudo, ame e viva a vida hoje, intensamente.

Referências bibliográficas

ALSTER, T.; TANZI, E. L. "Extended experience with a novel combination radiofrequency, infrared light and mechanical tissue manipulation device for the treatment of cellulite". Em *Journal of Cosmetic and Laser Therapy*, 7, 2005, pp. 81-85.

_____. "Improvement of neck and cheek laxity with a non-ablative radiofrequency device: a lifting experience. *Dermatologic Surgery*, 30, 2004, pp. 503-507.

ALSTER, T. S.; LUPTON, J. S.; RUSSO, M. L. "Clinical and histologic efficacy of depilase long-pulsed Nd-YAG laser for hair removal in dark skin phototypes". *Lasers in Surgery and Medicine*, S13, 2001, p. 196.

ANDERSON, R.; PARRISH, J. "Selective photothermolysis: precise microsurgery by selective absorption of pulsed radiation". *Science*, 220, 1983, pp. 524-526.

ARNOCZKY, S. P.; AKSAN, A. "Thermal modification of connective tissues: basic science considerations and clinical implications". *Journal of the American Academy of Orthopaedic Surgeons*, 8 (5), 2000, pp. 305-313.

AVRAM, D. K.; GOLDMAN, M. P. "Effectiveness and safety of ALA-IPL in treating actinic keratoses and photodamage". *Journal of Drugs in Dermatology*, 3 (1 Suppl), 2004, pp. S36-S39.

BEDEWI, A. F. "Hair removal with intense pulsed light". *Lasers in Medical Science*, 19 (1), 2004, pp. 48-51.

BITTER, Jr. P.; GOLDMAN, M. P. "Non-ablative skin rejuvenation using intense pulsed light". *Lasers in Surgery and Medicine*, 28, (Suppl), 2000, pp. 12-16.

_____.; MULHOLLAND, S. "Report of a new technique for enhanced non-invasive skin rejuvenation using a dual mode pulsed light and radio-frequency energy source: selective radiothermolysis". *Journal of Cosmetic Dermatology*, 1, 2002, pp. 142-143.

BITTER, P. H. "Noninvasive rejuvenation of photodamaged skin using serial, full-face intense pulsed light treatments". *Dermatologic Surgery*, 26, (9), 2000, pp. 835-842.

BOUZARI, N.; TABATABAI, H.; ABBASI, Z. *et al.* "Laser hair removal: comparison of long-pulsed Nd-YAG, long-pulsed Alexandrite, and long-pulsed diode lasers". *Dermatologic Surgery*, 230, 2004, pp. 498-502.

BOYCE, S.; PABBY, A.; CHUCHALTKAREN, P. *et al.* "Clinical evaluation of a device for the treatment of cellulite: Triactive". *The American Journal of Cosmetic Surgery*, 22 (4), 2005, pp. 233-237.

CHUNG, J.; CHO, S.; KANG, S. *et al.* "Why does the skin age? Intrinsic aging, photoaging, and their pathophysiology". Em: RIGEL D. S., WEISS R. A., LIM H. W. *Photoaging*. Nova York: Marcel Dekker, Inc., 2004. pp. 1-15.

DIVARIS, D. X. G.; KENNEDY, J. C.; POITTIER, R. H. "Phototoxic damage to sebaceous glands and hair follicles of mice after systemic administration of 5-aminolevulinic acid correlates with localized protoporphyrin IX fluorescence". *American Journal of Pathology*, 136, 1990, pp. 891-897.

DOSHI, S. N.; ALSTER, T. S. "Combination radiofrequency and diode laser for treatment of facial rhytides and skin laxity". *Journal of Cosmetic and Laser Therapy*, 7 (1), 2005, pp. 11-15.

EHRLICH, M.; RAO, J.; PABBY, A. *et al.* "Improvement in the appearance of wrinkles with topical transforming growth factor ⊠1 and L-ascorbic acid". *Dermatologic Surgery*, 32, 2006, pp. 618-625.

ELIEZRI, Y. D. "Fifteen month clinical trial of hair removal with alexandrite laser". *Lasers Surg. Med.*, S10, p.200, 1998.

FITZPATRICK, R.; GERONEMUS, R.; GOLDBERG, D., et al. Multicenter study of noninvasive radiofrequency for periorbital tissue tightening. *Lasers in Surgery and Medicine*, 33 (4), 2003, pp. 232-242.

FODOR, L.; MENACHEM, M.; RAMON, Y. *et al.* "Hair removal using intense pulsed light (EpiLight): patient satisfaction, our experience, and literature review". *Annals of Plastic Surgery*, 54 (1), 2005, pp. 8-14.

GABRIEL, S.; LAU, R. W., GABRIEL, C. "The dielectric properties of biological tissues: III. Parametric models for the dielectric spectrum of tissues". *Physics in Medicine and Biology*, 41, 1996, pp. 2271-2293.

GALADARI, I. "Comparative evaluation of different hair removal lasers in skin types IV, V, and VI". *International Journal of Dermatology*, 42 (1), 2003, pp. 68-70.

GOLD, M. H.; GOLDMAN, M. P., RAO, J. *et al.* "Treatment of wrinkles and skin tightening using vacuum-assisted bipolar radiofrequency heating of the dermis". *Dermatologic Surgery*, 33, 2007, pp. 300-309.

GOLD, M. H.; GOLDMAN, M. P. ALA-PDT: "Where we have been and where will we are going". *Dermatologic Surgery*, 30, 2004, pp.1077-1084.

GOLDMAN, M. P., ECKHOUSE, S. "Photothermal sclerosis of leg veins. ESC Medical Systems, LTD Photoderm VL Cooperative Study Group". *Dermatologic Surgery,* 22 (4), 1996, pp. 323-330.

GOLDMAN, M. P.; WEISS, R. A.; WEISS, M. A. "Intense pulsed light as a non ablative approach to photoaging". *Dermatologic Surgery,* 31, 205, pp. 1179-1187.

GREEN, D. "Photothermal sclerosis of leg veins". *Dermatologic Surgery,* 23 (4), 1997, pp. 303-305.

GROSSMAN, M. C.; DIERICKX, C. C., QUINTANA, A. *et al.* "Removal of excess body hair with a 800 nm pulsed diode laser". *Lasers in Surgery and Medicine,* S10, 1998, p. 201.

HANDRICK, C.; ALSTER, T. S. "Comparison of long-pulsed diode and long-pulsed alexandrite lasers for hair removal: a long-term clinical and histologic study". *Dermatologic Surgery,* 27 (7), 2001, pp. 622-626.

HERNANDEZ-PEREZ, E.; IBIETT, E. V. "Gross and microscopic findings in patients submitted to nonablative full face resurfacing using intense pulsed light". *Dermatologic Surgery,* 28, 2002, pp. 651-655.

HEXSEL, D. *et al.* "Social impact of cellulite and its impact on quality of life". Em: GOLDMAN M. P.; HEXSEL D.; BACCI P. A. *Cellulite, pathophysiology and treatment.* Nova York: Taylor & Francis, 2006. pp.1-5.

HSU, J.; SKOVER G.; GOLDMAN, M. P. "Evaluating the efficacy in improving facial photodamage with a mixture of topical antioxidants". *Journal of Drugs in Dermatology,* 6, 2007, pp.1139-1146.

IYER, S.; SUTHAMJARIYA, K.; FITZPATRICK, R. E. "Using a radiofrequency energy device to treat the lower face: a treatment paradigm for a non-surgical facelift. *Cosmetic Dermatology,* 16 (2), 2003, pp. 37-40.

KHOURY, J. G.; SALUJA, M.; GOLDMAN, M. P. "Comparative evaluation of long-pulse alexandrite and long-pulse 1064 nm Nd:YAG laser systems used Individually and in combination and 810 nm diode laser for axillary hair removal". *Dermatologic Surgery,* 2008.

LAUGHLIN, S. A.; DUDLEY, D. K. "Long-term hair removal using a 3-millisecond alexandrite laser". *Journal of Cutaneous Medicine and Surgery,* 4, 2000, pp. 83-88.

LOU W. W.; QUINTANA, A. T.; GERONEMUS, R. G. *et al.* "Prospective study of hair reduction by diode laser (800nm) with long-term follow-up". *Dermatologic Surgery,* 26, 2000, pp. 428-432.

NANNI, C. A.; ALSTER, T. S. "Complications of carbon dioxide laser resurfacing: an evaluation of 500 patients". *Dermatologic Surgery,* 24, 1998, pp. 315-320.

_____. "Laser assisted hair removal: side effects of Q-switched Nd: YAG, long-pulsed ruby and alexandrite lasers. *Journal of the American Academy of Dermatology,* 141, 1999, pp.165-171.

NEGISHI, K.; WAKAMATSU, S.; KUSHIKATA, N. *et al.* "Full-face photorejuvenation of photodamaged skin by intense pulsed light with integrated contact cooling". *Lasers in Surgery and Medicine*, 30, 2002, pp. 298-305.

NOOTHETI, P. K.; GOLDMAN, M. P. "Aminolevulinic acid-photodynamic therapy for photorejuvenation". *Dermatol. Clin.*, 25, 2007, pp.35-45.

NOOTHETI, P. K.; MAGPANTAY, A.; YOSOWITZ, G. et al. "A single center, randomized, comparative, prospective clinical study to determine the efficacy of the Velasmooth system versus the Triactive system for the treatment of cellulite". *Lasers in Surgery and Medicine,* 38, 2006, pp. 908-912.

_____. "Clinical improvement of photodamaged skin after a single intense pulsed light treatment". *American Journal of Cosmetic Surgery,* 24, 2007, pp. 15-20.

RAFF, K.; LANDTHALER, M.; HOHENLEUTNER, U. "Optimizing treatment parameters for hair removal using long-pulsed Nd:YAG lasers". *Lasers in Medical Science,* 18, 2004, pp.219-222.

RAO, J.; GOLDMAN, M. P. "A double-blinded randomized trial testing the tolerability and efficacy of a novel topical agent with and without occlusion for the treatment of cellulite: a study and review of the literature". *Journal of Drugs in Dermatology,* 3, 2004, pp. 417-427.

_____. "A prospective, comparative evaluation of three laser systems used individually and in combination for axillary hair removal". *Dermatologic Surgery,* 31, 2005, pp. 1671-1677.

RAULIN, C.; GREVE, B.; HAMMES, S. "Cold air in laser therapy: first experiences with a new cooling system". *Lasers in Surgery and Medicine,* 27 (5), 2000, pp. 404-410.

ROSS, E. V.; COOKE, L. M.; TIMKO, A. L. et al. "Treatment of pseudofolliculitis barbae in skin types IV, V, and VI with a long-pulsed neodymium:yttrium aluminum garnet laser". Journal of the American Academy of Dermatology, 47 (2), 2002, pp. 263-270.

ROSS, V.; Laden, Z.; KREINDEL, M. et al. "Theoretical considerations in laser hair removal". *Dermatol. Clin.,* 17 (4), 1999, pp. 333-355.

RUIZ-ESPARZA, J. "A less painful, faster and safer application of non-ablative radiofrequency". *Lasers in Surgery and Medicine,* 16, 2004, p. 28.

_____. "Non-invasive skin tightening induced by radiofrequency and infrared light devices". Em: Goldman M. P. (ed.), *Cutaneous and cosmetic laser surgery.* Nova York: Elsevier Science Publishing, Inc., 2006. pp. 325-348.

RUIZ-ESPARZA, J.; BARBA-GOMEZ, J. "Non-ablative radiofrequency tissue tightening of facial skin: the medical face lift: a report of 25 patients". *Lasers in Surgery and Medicine,* 15, 2003, p. 36.

_____. "The non-invasive, non-surgical breast lift radiothermopexy: tissue tightening via non-ablative radiofrequency". *Lasers in Surgery and Medicine,* 15, 2003, p. 36.

_____. "The medical face lift: a noninvasive, nonsurgical approach to tissue tightening in facial skin using nonablative radiofrequency". *Dermatologic Surgery,* 29 (4), 2003, pp. 325-332.

RUIZ-RODRIGUEZ, R.; SAN-SANCHEZ, T.; CORDOBA, S. "Photodynamic photorejuvenation". *Dermatologic Surgery,* 28, 2002, pp. 742-744.

SADICK, N. S.; MAKINO, Y. "Selective electro-thermolysis in aesthetic medicine: a review". *Lasers in Surgery and Medicine,* 34 (2), 2004, pp. 91-97.

SADICK, N. S.; MULHOLLAND, R. S. "A prospective clinical study to evaluate the efficacy and safety of cellulite treatment using the combination of optical and RF energies for subcutaneous tissue heating". *Journal of Cosmetic and Laser Therapy,* 6, 2004, pp.187-190.

SADICK, N. S.; SHAOUL, J. "Hair removal using a combination of conducted radiofrequency and optical energies – an 18-month follow-up". *Journal of Cosmetic and Laser Therapy,* 6 (1), 2004, pp. 21-26.

SADICK, N. S.; TRELLES, M. A. "Nonablative wrinkle treatment of the face and neck using a combined diode laser and radiofrequency technology". *Dermatologic Surgery,* 31 (12), 2005, pp. 1695-1699.

TANZI, E. L.; ALSTER; T. S. "Long-pulsed 1064-nm Nd:YAG laser-assisted hair removal in all skin types". *Dermatologic Surgery,* 30, 2004, pp. 13-17.

TROILIUS, A.; BJERRING, P.; DIERICKX, C. *et al.* "Photorejuvenation with a double exposure procedure using a new IPL system". *Lasers in Surgery and Medicine* (Suppl 14), 2002, p. 29.

WEISS, R. A.; GOLDMAN, M. P.; WEISS, M. A. "Treatment of poikiloderma of Civatte with an intense pulsed light source". *Dermatologic Surgery,* 26 (9), 2000, pp. 823-827.

WEISS, R. A.; WEISS, M. A.; BEASLEY, K. L. *et al.* "Rejuvenation of photoaged skin: 5 yr results with IPL". *Dermatologic Surgery,* 28, 202, p. 1115.

ZELICKSON, B.; KIST, D. "Effect of pulse dye laser and intense pulsed light source on the dermal extracellular matrix remodeling. *Lasers in Surgery and Medicine,* 12, 2000, p. 17.

_____. "Pulsed dye laser and photoderm treatment stimulates production of type-I collagen and collagenase transcripts in papillary dermis fibroblasts". *Lasers in Surgery and Medicine,* 13, 2001, p. 33.

Para conhecer outros títulos, acesse o site **www.alaude.com.br**, cadastre-se e receba nosso boletim eletrônico com novidades